亲密陷阱

爱、欲望与平衡艺术

［比利时］埃丝特·佩瑞尔——著
Esther Perel

若水——译

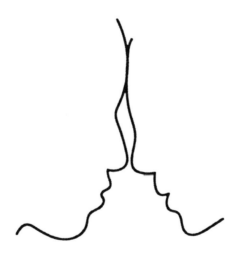

**MATING
IN
CAPTIVITY**
Unlocking Erotic Intelligence

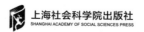
上海社会科学院出版社
SHANGHAI ACADEMY OF SOCIAL SCIENCES PRESS

赞 誉

《亲密陷阱》对人类历史上最古老的婚姻形式之一——无性婚姻——采取了强硬立场。它读起来像雅克·拉康的作品和《法国女人不会变胖》的混合体。

——《纽约客》

埃丝特·佩瑞尔是一位无畏的作家和思想家，她将以一种激进和根本的方式挑战你对性的看法。在谈论无激情的性与充满活力的性这个话题时，她的声音是最原始、尖锐、睿智、意气风发的。就像一场美梦，你无法放下这本书。

——哈丽特·勒纳,《愤怒之舞》的作者

《亲密陷阱》是一本非常有用又迷人的书，它有力地刻画了婚内伴侣之间的动态关系，揭示了如何在不迷失自我的情况下用身心去爱。

——安东尼·罗宾,《激发无限潜能》的作者

佩瑞尔的观点与大众的普遍看法截然相反，听起来甚至是亵渎神明，然而，就在你被她震惊的同时，你也会承认她是正确的。因为她的观点能让你产生深深的共鸣，她的直觉和准确相当惊人。

——英国《观察者》

一本真正揭示长期伴侣如何保持性欲的奥秘之书。《亲密陷阱》讲述了大多数夫妻在相处中面临的难题：如何让浪漫的火花持续一生。埃丝特·佩瑞尔并没有提供一本普通的性手册，相反，她让我们用开放的心态去探索性爱的魔力与神秘。

——大卫·特雷德韦
《亲密、改变和其他疗愈之谜》的作者

佩瑞尔告诉我们，为什么太亲密反而会让人感到束缚，以及如何在不出轨的情况下拥抱性爱。她的作品新颖而富有感染力，在同类作品中独树一帜。

——珍妮丝·亚伯拉罕·斯普林
《走出外遇风暴：如何治愈伤痛与重建信任》的作者

埃丝特·佩瑞尔写了多年来第一本真正吸引人的、挑衅性的书，而且是谈论性！她提醒我们许多人宁愿忘记的一个事实：要想把性从婚姻生活中解放出来，我们就必须超越熟悉而舒适的安全感，去关注我们的性爱想象。充满性爱活力的生活是为那些不满足于"枯燥的性"的人准备的，佩瑞尔告诉我们如何找到它。

——桑德拉·莱布伦
罗伯特伍德约翰逊医学院性与关系健康中心主任

《亲密陷阱》首次揭露了一场尖锐而未被承认的现代危机。

——英国《旗帜晚报》

和你读过的任何一本关于如何改善亲密关系的书相比，《亲密陷阱》作出的承诺更少，提出的问题也更棘手，这正是你应该读这本书的原因。佩瑞尔以细腻的笔触写作，对她而言，从普鲁斯特身上汲取灵感似乎和从《激情婚姻》中汲取灵感一样自如。

——《她》

《亲密陷阱》大胆观察了性欲减退这个问题，它常常困扰着婚后人士。这本书将为步入婚姻的新人消除关于婚内性欲的一些刻板印象。同时，对希望为亲密关系增加一些激情的普通人来说，这本书非常专业，是一个重要的信息来源。

——洛里·布洛托，《性与婚姻治疗杂志》

不仅是优雅的窥探，更是社会学研究……书中描绘了形形色色的性难题，涵盖了大多数人的情况，你一定会在其中发现你的影子。

——《澳大利亚》

这本书很直白，也很有启发性……非常易懂……埃丝特·佩瑞尔为疏远的现代夫妇提供了一种独特丰富的体验。

——《出版人周刊》

佩瑞尔的主要观点是，幸福的婚姻是性爱完美的婚姻……她并不是在自鸣得意，而是认为性爱是婚姻的基本条件。

——英国《卫报》

一项优雅的社会学研究，有渊博的文学和人类学知识。

——英国《每日电讯报》

佩瑞尔挑战了传统智慧，她认为性和性欲独立于亲密和承诺之外，但又与亲密和承诺交织在一起。《亲密陷阱》是一项重要文献，对临床医生有用，对普通人也有用。她以一种生动迷人的方式，图文并茂地展示了复杂的临床工作。

——路易斯·阿隆，纽约大学博士后项目主任

对两性关系恶化的一次学术观察。对于如何将游戏融入伴侣关系，佩瑞尔提出了富有洞察力的前卫理论。

——英国《每日记录星期日邮报》

机智与智慧的迷人结合……这本书会给你一个关于长期爱情的全新视角。

——澳大利亚《黄金海岸公报》

你的婚姻感觉有点缺乏激情？纽约心理咨询师埃丝特·佩瑞尔在她的新书《亲密陷阱》中为夫妻们提供了一个对抗性疲劳的战斗计划。

——《人物》

她的建议令人耳目一新，甚至与直觉相悖。

——沙龙网

被囚禁的野生动物

D.H. 劳伦斯

那些被囚禁的野生动物，
虽仍保持野生的本性，
却无法繁衍，于是闷闷不乐，直至死亡。
人类，也同样被囚禁着，
过着牢狱般的日子，
即使最优秀的人也无法繁衍，无人知道原因。
家庭已成为生活的囚笼，
扼杀了性爱，简单的欲望
被重重误解扭曲得变形。
所以，我们在痛苦地负隅顽抗，
在强大的逆境中咬紧牙关，
年纪轻轻就已经对性爱产生厌倦，
欲哭无泪。
性爱是一种优美的姿态，更是野性的本能。
一旦被关在笼子里，完美的激情就注定无法发生。
让我们一起打破牢笼，尝试着重新开始吧！

Contents

目 录

第10章
面对不忠
重新思考"第三者"

第11章
重拾激情
把爱带回家

情欲——充满活力、通向自由之路

如今，很多夫妻或情侣一谈到双方的性爱，常常会抱怨欲望的下降，并且还会列举出一长串的借口——我们普遍认为这些理由可以解释欲望为什么会不可避免地步入消亡。包括《晨间消息》和《纽约时报》在内的很多媒体，也都经常会讨论这个话题。他们警告我们，即使伴侣们宣称彼此相爱，也有太多伴侣性爱频率极低。如今的很多夫妻，往往两个人都太忙了，压力太大了，在子女抚养中投入太多，他们过于疲惫而不想做爱。除了这个原因，还有抗抑郁药的副作用，这种药本来是要减轻他们的压力，却导致了最终的崩溃。对于 20 世纪 60 年代之后出生的人（他们曾迎来性解放的新时代）来说，这的确是一个具有讽刺意味的变化：当他们身处能够自由享受性爱的新时代时，却似乎已经失去了对性爱的欲望。

虽然我对这些报道的准确性没有异议——显然，我们的压力过大——但在我看来，面对许多伴侣面临的性爱问题，如果仅仅关注性爱的频率和次数，那么他们只看到了最肤浅的原因。我认为还有更多没有被挖掘的深层原因。

心理学家、性心理咨询师和社会观察家早已开始努力研究如何解开性和家庭生活的死结，但是他们提供的建议就像是在告诉我们如何在调料市场买一些调料，给性爱增加额外的味道一样。比如，很多心理咨询师告诉我们：欲望减弱是性事安排出了问题，更好的优先次序和组织技巧可以解决这些问题；欲望减弱也可能是沟通出了问题，我们应该告诉对方，我们在性爱中到底想要什么。

我不太倾向于对性爱使用统计的方法。比如，你现在还有性生活吗？频率是多少？一般持续多久？谁先到达高潮？你会有几次高潮？等等。相反，我想要解决那些没有简单答案的问题。这本书谈的是情欲与性爱的诗意、性欲的本质以及随之而来的困境。当你爱一个人的时候，感觉如何？而当你对一个人有欲望时，感觉有什么不同？亲密关系一定会带来美好的性爱吗？为什么生育孩子常常带来性爱灾难？为什么禁忌会刺激欲望？对我们已经拥有的东西产生渴望，这可能吗？

我们都有对安全的根本需要，这使得我们追求彼此承诺的伴侣关系。可是，我们还有同样强烈的对惊险和刺激的需要。现代浪漫故事向我们保证，我们可以在伴侣关系中同时满足这两种截然不同的需求。不过，这不能让我信服。今天，我们希望自己的爱人承担过去由整个村庄扮演的角色——为我们提供稳定、意义和连续性。同时，我们还希望伴侣关系是浪漫的，又能不断带来感情和性欲的满足。难怪那么多伴侣关系在这一切的重压之下崩溃了。从同一个人那里既要寻找安慰和稳定感，还要寻找兴奋、期待和欲望，这太难了，不过并不是无法实现。试想一下，有什么方法可以给安稳的生活不断带来刺激、让熟悉的事物变得神秘、给持久的关系带来新奇感呢？

在这本书中，我们将看到现代社会中爱的思想是如何与欲望的力量相互碰撞的。爱在亲近、成熟和平等的气氛中绽放。我们希望了解爱人，与爱人保持亲密，缩短彼此之间的距离；我们关心爱人，为爱人担忧，对爱人负责。对某些人来说，爱和性是分不开的。但对更多人来说，情感上的亲密反而抑制了情欲的表达。关心、保护等因素会加深感情，但常常会阻碍那个刺激欲望的无意识自我。

在建立安全感的过程中，许多人混淆了爱与性，甚至在针对具体问题时，将二者不加区分地合为一体，我35年的心理咨询从业经验也佐证了这一点。对性爱来说，这种合为一体是一个不好的预兆。只有存在一个必须要跨越的"突触"时，相爱的双方才能维持对彼此的热情。情欲要求必须存在独立性。换句话说，情欲是在自我与爱人之间的空间中蓬勃发展的。要与爱人保持亲密关系，我们必须能够容忍这种空间和不确定性的存在。

带着这种预设，让我们思考另一个问题：欲望往往伴随着那些似乎不符合爱情风格的感情，比如在刚开始会出现侵略、嫉妒、争吵等。文化压力塑造了公平、平等、安全的家庭性生活，却也导致许多夫妻的性生活索然无味。我提出的观点是，如果我们在卧室里能够更少地受追求人权与平等的当代主流文化的影响，那么就可以享受到更令人兴奋、更好玩，甚至是狂野的性爱。

为了解释这个概念，我会带领读者审视社会历史的发展进程。我们可以看到，当代的情侣和夫妻对爱情的投资比以往任何时候都多，然而，命运似乎发生了残酷的转折：伴随这种爱情和婚姻模式的是离婚率的飙升。在这里我们有必要思考：传统的婚姻结构是不是可以不断满足现代化的生活？尤其如今，"至死不渝"意味着夫妻一起度过的时间是过去几个世纪的两倍。

使这些成为可能的灵丹妙药是亲密。我们可以通过不同的透镜来观察这个问题的本质，但是在这里我需要指出，认为女性是追求浪漫的、而男性是征服者的刻板印象在很久以前就已经消失了。同样，认为女性渴望爱、本质上是忠诚的、喜欢家庭生活，而男性从生物学上看是非一夫一妻制、害怕亲密的，这样的观点也是过时的。随着西方社会和经济的变化，传统的性别界限不再分明，这些特质既可以在男性也可以在女性身上存在。虽然传统的观点有相当一部分是正确的，但是它未能捕捉到当代婚姻关系的复杂性。在爱的问题上，我希望寻求一种对两性都适用的方式。

作为婚姻咨询师，我会把传统的心理干预流程反过来。在这个领域中，以往我们学到的方法是先询问婚姻的状况，然后再询问性爱的情况。采用这种方式时，我们是把性生活看作伴侣之间整体关系的一部分。其隐含的假设是，如果我们能够改善伴侣之间的关系，性生活也会随之改善。但就我个人经验而言，实际情况往往并非如此。

传统的心理咨询师大都更关注口头语言表达，而非身体语言的表达。然而，性和情感上的亲密是两种不同的语言。在讨论亲密关系和情欲的时候，我会让身体重回其应有的重要位置。身体往往包含着用言语很容易就掩盖的事实。那些动态因素——特别是与权力、控制、依赖、弱点有关的因素，常常会引发伴侣之间的冲突，但当伴侣亲身体验和将其情欲化之后，反而会爱上这些因素。性既可以让人发现亲密和欲望周围的冲突、混乱，也是医治这些破坏性因素的方式。每个人的身体都带着她／他自己的历史和文化的烙印，需要我们一起去体会。

为了阅读的方便，我想在这里解释一下读者在这本书中将会遇到的术语。为清晰起见，"婚姻"在本书中是指长期的情感承诺，不仅仅是一个法律术语。有时我喜欢自由地在"她"和"他"之间切换使用，这不一定代表对女性或男性的判断。

我自己，正如我的名字告诉大家的，是一位女性。从名字看不那么明显的是，我是多元文化的混合体。我曾在许多国家的海岸居住过，所以我希望把我个人的文化观（或者说多元文化的观点）带到这本书中。我在比利时长大，在以色列读书，在美国完成了我的职业培训。在三十多年的时间里，我在不同文化之间穿梭，我可以舒适地从旁观者的角度进行观察。这个优势为我提供了多种观察角度，我观察到了人们在性观念方面的变化，人们如何彼此沟通，人们如何表达爱，人们如何享受身体的乐趣……

我曾经做过医生、教师，还做过跨文化心理学顾问。在做这些工作的时候，我会把个人的经验转换到我的专业工作中。我曾关注文化转型，具体而言是与三个群体打交道：难民家庭、国际家庭（如今这两个群体移居频繁，尽管原因有很大不同）和跨文化的夫妻或情侣（包括不同种族和宗教的结合）。对于跨文化的夫妻或情侣，文化的改变并非来自地理位置的转换，而是发生在他们自家的客厅里。我真正感兴趣的是这种文化的融合怎样影响着性别关系和养育子女的行为。我思考着婚姻的诸多含义，以及处于不同的国家背景下婚姻的角色和婚姻在大家庭中的位置有何不同。这是两个人的行为，还是两个家庭之间的公共事务？在与不同的咨询者沟通时，我试图辨别感情、亲密、愉悦、高潮、身体等的讨论背后存在的文化上的细微差别。爱是普遍的，但每一种文化中的爱都是不同的，不同的语言中用词不同，象征意味也不同。在谈话中，我对有关儿童和青少年性行为的对话特别敏感，因为这可以最深刻地揭示一个社会的价值观、目标、激励机制和禁忌。

我会说八种语言，有一些语言是我在家里学会的，有一些是在学校习得的，有几种是在旅行中学会的，还有一两种是在恋爱中学会的。在我的从业经历中，我需要充分利用我精通多种语言的能力，以及对多种文化的了解。我的来访者有异性恋，也有同性恋（目前我还没有接触到变性人的案例），有已婚的，有订婚的，有单身的，还有再婚的。他们有的年轻一些，有的年纪很大，还有人年龄在两者之间。他们来自不同的文化背景、种族和社会阶层，他们的故事告诉我们，文化和心理的力量塑造着我们的爱和欲望。

促使我写这本书的个人经历讲起来可能会显得迂回曲折，不过我必须写出来，因为这揭示了激发我热情的更深层次的动力。我的父母都是纳粹集中营的幸存者。在集中营的数年里，他们每一天都与死神面对面。我的父亲和母亲都是各自家庭中唯一的幸存者。集中营的经历让他们想要"复仇"，让他们努力过好每一天。他们都抱着同样的想法，觉得自己获得了一个独特的礼物：重获新生。我想，我的父母是不寻常的。他们想的不只是生存，他们希望重生。他们拥有对生活的渴望，渴望蓬勃的生活，喜欢享受生活。他们一直在培养快乐。关于他们的性生活我一无所知，只知道他们有两个孩子——我和弟弟。但从他们生活的方式中我感觉到，他们对情欲有着深刻的理解。虽然他们不一定知道这个词，但是他们身上体现了这个词神秘的含义——充满活力、通向自由之路，而不是现代社会中单纯的性方面的含义。在本书的讨论中提及的"情欲"都带有这种更广阔的含义。

还有另外一个强大的力量成就了这件事。我的丈夫是哥伦比亚大学国际创伤研究项目的主任，他的工作是专门协助难民、战争中的儿童和酷刑受害者，帮助他们克服受到的巨大创伤。通过帮助恢复他们的创造力、娱乐和快乐的能力，他使得这些幸存者最终能够重回生活，重获生活的希望。我的丈夫研究各种痛苦，而我研究快乐——它们紧密相关。

书中那些案例的主人公均为化名，我不能列出他们的真实姓名公开致谢，但我对他们深怀感激。他们的故事很真实，和他们的叙述几乎一字不差，但我没有提及他们的身份。在这个过程中，我以协作的精神与他们分享这些故事片段。说实话，很多想法都是在我的工作中出现的，而不是先有想法再应用于工作。此外，我的想法也吸收了之前许多婚姻关系专家及作家的研究成果。

在工作中，每天我都会看到统计数字背后的现实。我看到，有的人可以做好朋友，却没办法长久做爱人。有的人坚持性欲必须是自发的，导致他们从来没有过性生活。有的人认为诱惑对方太辛苦了，当两个人彼此承诺之后，就没必要做那样的事了。有人认为亲密关系意味着要知道彼此的一切，他们放弃了任何意义上的独立性，却又想着为什么两人之间的神秘感消失了呢？我见过有的妻子宁愿一辈子说自己"性欲低"，也不愿再费力地向丈夫解释"前戏不仅仅是做爱的前奏"。有人为了摆脱夫妻之间死气沉沉的情况，宁可冒着失去一切的危险与他人在一起寻求短暂的兴奋。有时，外遇重新燃起了夫妻之间情欲的火焰；而对于有的夫妻来说，两人之间仅存的温情也被外遇冲淡了。有的老年男性因为突然的不举而深感受伤，他们急于用"万艾可"之类的药物打破内心的焦虑；而他们的妻子则因为丈夫批评她们的被动而感到不舒服。有的夫妻因为照顾新生婴儿筋疲力尽，耗尽了性爱的能量——照顾孩子耗费了太多精力，有时他们甚至想不起来要关上卧室的门。有一位男士在网上浏览色情影片，不是因为他觉得妻子没有吸引力，而是因为妻子缺乏热情，让他觉得自己的欲望是不对的。有的人为自己的性欲感到羞耻，所以他们不再与爱人享受性爱。有的人知道自己被爱着，却渴望爱人能对自己产生欲望……他们都到我这里来求助，因为他们渴望性爱活力。有的人来时羞怯，有的人来时绝望、沮丧，甚至愤怒。他们不只是错过了性爱这个行为，他们错过的还有性带来的亲密、愉悦的情感，还有新生的感觉。我邀请你加入我与他们的对话中，让我们一起开拓思路，迈向超越。

对于那些渴望偶尔享受心跳加速感觉的人，我想告诉他们的是：兴奋是与不确定性交织在一起的，要愿意接受未知的感觉，而不是躲避这些感觉。可是，这种张力会让我们感到脆弱。我会告诫我的来访者说，不存在所谓的"安全性行为"。

然而，我必须指出，并不是所有的恋人都寻求激情，或者享受激情的感觉。有些爱侣的关系源自温暖、柔情、照顾的感受，他们选择平静。他们喜欢的爱充满耐心，而非激情。对他们来说，找到一种长久而平静的关系是最重要的。所以，不存在唯一的方式，也没有所谓正确的方式。

总之，这本书希望与你进行一系列诚实的、启发式的，而又令人兴奋的讨论。我们的讨论鼓励你质疑自己，讲出你从未说出口的感受，不惧怕挑战性和情感的定论。打开性生活与家庭生活的门吧，希望你重拾完美的亲密关系。

埃丝特·佩瑞尔

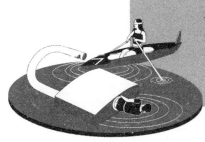

MATING
CAPTIVITY

第1章

从探索到禁锢

为什么追求安全感会削弱性爱活力?

最原始的火是性欲，它燃起了情欲的红色火焰，而情欲继之又燃起另一个摇曳不定的蓝色火焰——爱情。情欲与爱情：生命的双重火焰。

——奥塔维欧·帕兹（Octavio Paz）

《双重火焰》（*The Double Flame*）

　　纽约的恋爱派对就像人类学的实地考察——你永远不知道会遇到什么人，或发现什么。最近，我在参加一个自我标榜时尚的活动时，对方先问我是做什么的，而不是先问我的名字——在这个充斥着成功者的城市，这种情况很具有代表性。我回答说："我的职业是心理咨询师，我在写一本书。"站在我旁边的一个英俊小伙也在写书，于是我问他："你在写哪方面的书？""物理。"他回答道。礼貌起见，我接着问道："物理学的哪方面？"我已经记不得他是怎么回答的了，因为我们的谈话突然被另一个人打断。那人插进来问道："你呢？你在写哪方面的书？"我回答说："巩固夫妻、伴侣之间的亲密关系的书，从情欲的角度。"

　　在写这本有关性的书时，无论在什么场合，不管是在派对、出租车、美甲沙龙、飞机上，还是跟青少年或丈夫在一起时，我都受到了前所未有的欢迎。我意识到，有些话题会让人避之不及，而另一些则会像磁铁一样吸引他们。他们会和我聊天。当然，这并不意味着他们会坦诚相告。实际上，在讨论性这个话题时，人们常常选择隐瞒。

"你写关于情欲的什么？"有人问。

我回答道："我写的是情欲的实质，我想探索是不是有可能长期保持伴侣生活的激情，而不是让激情日渐消退。"

"性不一定要有爱，但爱需要性。"一个一直站在外圈的男人说。他还没有决定要加入哪个圈子的谈话。

"你主要侧重于已婚夫妇吗，还是未婚情侣？"另一个人问道。我明白他想问什么："这本书对我适用吗？"对此，我向他保证："我研究了无数夫妇和情侣，有年轻的和年老的，有双方关系已经确定的，还有没定下来的。那些针对夫妻的情爱忠告，对未婚情侣也同样适用。"

我告诉他们，我想知道如何能够——或者是不是可以——在亲密关系中保持活力与兴奋感，在婚姻承诺中是不是有什么内在的东西会冲淡性欲。离开了一夫一妻制，我们还能维持安全感吗？我很好奇我们是不是能够保持奥塔维欧·帕兹所说的爱情和情欲的双重火焰的诗意感。

这种对话我已经进行过很多次了，这个派对上大家的评论也没什么新奇的地方：

"这不可能做到。"

"嗯，这是一夫一妻制无法避免的问题，难道不是吗？"

"这就是我为什么不做出承诺的原因。与恐惧无关，我只是讨厌沉闷的性爱。"

"保持长时间的欲望？那一夜情的欲望呢？"

"爱情会变，激情也会变成别的东西。"

"当有了孩子的时候，我就放弃了激情。"

"你和有些男人享受性爱，却嫁给另外的男人。"

正如在公开讨论中经常发生的情况，一个很复杂的问题往往在一瞬间被化解，讥讽代替了细节的争论。这里我看到了浪漫主义者和现实主义者的分化。浪漫主义者拒绝没有激情的生活，他们发誓自己永远不会放弃真正的爱情。他们常常是追寻者，追求和对方在一起时欲望永远不会减弱的爱人。每次欲望减弱时，他们都会认为爱情消失了。如果情欲下降，爱情也会行将就木。于是，他们哀悼激情的消失，害怕稳定。

与之相反的是现实主义者。他们认为恒久的爱比激情的性更重要，激情会让人做蠢事。激情是危险的，会带来破坏，它对婚姻来说是一个薄弱的基础。正如情感专家玛吉·辛普森（Marge Simpson）的那句流传甚广的名言："激情是青少年和外国人的专利。"对于现实主义者来说，以成熟稳重为要。最初的兴奋会发展成其他的东西——深深的爱、相互尊重、共同的经历、相互陪伴。欲望的消退是不可避免的，人都要忍耐这个过程，变得成熟起来。

随着谈话的展开，这两个阵营的人用掺杂着怜悯、柔情、嫉妒、愤怒和蔑视的眼光看着彼此。不过，虽然他们的想法截然相反，但是双方的基本前提是一致的：激情会随着时间的推移冷却。

"有的人抗拒激情的消退，而有的人选择接受，但大家似乎都认为欲望会逐渐消退，只是在其重要性上有分歧。"我评论道。浪漫主义者认为激情重于稳定，而现实主义者则把安全感置于激情之上。但持这两种想法的人往往都会失望，因为没有几个人能在任何一个极端处境下愉悦地生活。

人们总是问我，我的书是不是能提供解决方案，他们该怎么做？这个问题的背后隐藏着一个秘密，那就是每个人在内心深处都有着对激情的渴望，因为情欲的浪潮和能量是生命与活力的体现。无论那些主张安全和稳定的人们如何说服自己要满足现状，他们仍然非常渴望生命中激情的力量。我已经习惯了在这个时刻，让人们走出对激情消退的反思，去表达他们的希望。其实，真正的问题是：在长时间的伴侣关系中，我们可以既享有爱情，又拥有激情吗？如何实现？那样的关系究竟会是怎样的？

锚和波浪

虽然你可能会说我是一个理想主义者，但我相信，爱和欲望不是相互排斥的，它们只是不能一直在同一时间共存。事实上，安全感和激情是两个相互独立的人的基本需求。它们源于不同的动机，将我们引向不同的方向。在《爱情能永久吗？》（*Can Love Last?*）一书中，充满哲思的心理分析学家斯蒂芬·米切尔（Stephen Mitchell）为这个难题提出了一个思考框架。他解释道："我们都需要安全感：恒久、可靠、稳定和连续，这些是我们作为人根深蒂固的本能。但我们也需要新奇和变化，让生命充实、充满活力。在这方面，风险和探险变得异常突出。作为人，这种矛盾一直存在：一方面我们追求安全感和可预见性，另一方面又寻求多样性。"

你有没有看到过一个孩子跑到前面去探索，又不时回过头来确认爸爸妈妈是不是还在的场景？孩子需要在探索的过程中感到安全，而一旦他满足了冒险的需求，又会回到安全的地方。当孩子们长大成人以后，他们还会再玩这个游戏，只不过这次是爱神的游戏。大胆冒险的时期与寻求归属感和安全感的时期会交替出现，他的选择可能会变化，但通常他最终会选择其中一种。

对人类适用的规律对其他生物也都适用：所有生物体都需要交替增长期和平衡期。任何人或系统，如果一直无休止地追求新奇和变化，就有陷入混乱的危险；而如果人或者其他生物过于僵化，就将停止生长，并最终死亡。稳定和变化之间的这种无休止的交替，就像是锚和波浪一样。

恋人关系是这种动态关系的绝佳体现。我们希望爱侣是一个稳定可靠的锚，然而，同时我们又希望爱情提供一种超然的经验，让我们享受超于普通生活的体验。一边是对安全感和可预见性的需求，另一边是对兴奋、神秘和敬畏感的需要，调和两方面的需求是现代夫妻所面临的挑战。

对于少数幸运者来说，这几乎不算什么挑战。这些伴侣可以轻松地把清理车库和爱抚对方的背结合起来。对于他们来说，承诺和兴奋、责任和快乐之间不存在不和谐。在自己的家里，他们也可以充满兴奋感。他们既是父母，同时又是恋人。总之，他们可以完美地融合普通生活和神秘感。但对于其他大多数人来说，在持久的伴侣关系中寻找刺激感是一项艰巨的任务。不幸的是，在太多的爱情故事中，人们都是牺牲激情以换取稳定。

从爱人那里，我到底想要什么？

阿黛尔一手拿着半个三明治，一手拿着正在做的一些文字材料走进了我的办公室。她今年 38 岁，是一位成功的私人执业律师。她和艾伦已经结婚 7 年了。两人都是再婚，他们共同孕育了一个女儿——艾米利亚，今年 5 岁。虽然她一会儿还要去理发师那里，但阿黛尔的穿着简单而优雅。

"我就直接说吧，"她说，"80% 的时间，我和他在一起很幸福，我真的很幸福。"这位有条理、有成就的女人没有浪费一分钟，她滔滔不绝。

"虽然有一些事情他没有讲出来，他的感情并不热烈，但是他真的是一个很不错的人。读报纸的时候，我感到自己非常幸运。我们很健康，有足够的钱，我们的房子没有着火，我们不必在下班回家的路上躲子弹。我知道有一些人的生活有多么不幸。可是，我到底想要什么呢？

"我的朋友马克正在和他的第三位妻子离婚，他说：'因为她没有激励我。'所以我去问艾伦：'我会激励你吗？'你知道他说什么？艾伦说：'你激励我每个星期天做酒焖仔鸡。'这道菜他做得非常好吃。你知道为什么吗？因为他想让我开心，他知道我喜欢这道菜。

"所以我想知道我到底缺少什么。你知道那种第一年在一起的感受，那种震颤、刺激的感觉，紧张感和身体的热情，对吧？我甚至不知道我以后是不是还会有这样的感觉。当我问艾伦这个问题时，他用那样的表情说：'哦，你又想谈布拉德和詹妮弗了？'即使是布拉德·皮特和詹妮弗·安妮斯顿也厌倦了彼此，对不对？我去研究了生物学，我知道了'突触'的工作原理，我知道过度使用会降低反应敏感度，我知道激情会退却。但是，如果我无法重拾那种激动和热情，我想有一些其他的感受。

"我头脑中现实的那部分知道，起初的兴奋是因为不安全感，那时我不知道他是什么感受。我们约会的那段时间，电话响了我会感到兴奋，因为不知道这电话会不会是他打来的。而现在，如果他出差，我会告诉他不要给我打电话，我不想被电话吵醒。头脑中理智的那部分告诉我：我不喜欢不安全感。我已经结婚了，还有一个孩子。我不必在每次他出门的时候都担心：他喜欢我吗？还是他不喜欢我，他在骗我？"

阿黛尔顿了顿，接着说："你知道那些杂志上的测试，如何判断他是不是真的爱你，等等。我不想为这样的事疑神疑鬼，现在我还不需要为此担心。但是，我希望能重拾一些当时的兴奋。

"结束了一天漫长的工作后，我会照顾艾米利亚、做饭、打扫卫生、检查待办事项清单，而性是离我最远的东西，我甚至不想和人说话。有时艾伦会看电视，我会去卧室读书，这样我也感到幸福。那我到底想说什么呢？因为我不只是在谈论性。我希望我作为一个女人得到赞赏，而非仅仅作为一个母亲、妻子，或者作为丈夫的人生伴侣。我也希望像欣赏一个真正的男人那样去欣赏他。可能是一次凝视，一次触摸，一句话。我希望作为一个女人被凝视，而不是带着那些包袱。

"他说，这是双向的。他是对的。不是说我穿上睡衣，保持距离感，我们就能重温情窦初开的时光。在'让我感觉特别'这方面，我很懒。我们相识那会儿，他第一次过生日时我给他买了一个公文包（他在橱窗里看到过，很喜欢），里面有两张去巴黎的机票。而今年他的生日，我送了他一张 DVD，我们和几个朋友一起给他过生日，吃的是他母亲做的肉馅糕。不是说肉馅糕不好，但这就是我们现在的生活。我不知道我为什么不愿意为他的生日做得更多一些。我已经变得满不在乎了。"

阿黛尔这一长串倾诉传神地捕捉到了我们所谈的矛盾：伴侣之间爱的舒适性与亲密关系导致的情欲减退之间的矛盾。熟悉感的确会让人放心，它带来了安全感，阿黛尔从未想过放弃这些。而同时，她希望找回起初的活力与兴奋感，她希望在艾伦那里既感到温暖，又找到激情。

快感时代：我们更自由，也更焦虑

不久之前，对丈夫充满激情这样的愿望还被认为是自相矛盾的。从历史上看，这两个生活领域是分开的，一边是婚姻，一边是激情，而激情很有可能是在婚姻之外的其他什么地方。"浪漫的爱情"这个概念在19世纪末才出现，这个词第一次让两者走到一起。诸如性在婚姻中的核心位置，对婚姻中性的高度期望等都是在几十年后才出现的。

过去50年的社会和文化变革重新定义了现代长期同居关系。艾伦和阿黛尔都是20世纪60年代性解放运动（从那时起，我们的社会开始允许使用避孕药）和同性恋解放运动等性革命运动的受益者。随着避孕药的广泛使用，性从繁殖需要中解放出来。女权主义者和同性恋支持者都极力主张，"性福"是一项不可剥夺的权利。在《亲密关系的转变》（*The Transformation of Intimacy*）一书中，著名作家安东尼·吉登斯（Anthony Giddens）描述了这种转变。他解释说："性行为已成为每个人的自我属性，是我们在一生中不断发展、定义、重新协商的属性。今天，性行为已经成为我们自身的一部分，而不再仅仅是我们所要做的事情，它已成为亲密关系和性满足的一个核心特征。我们相信这是我们应该拥有的，快感时代已经来临。"

这些思想的发展，加上"二战"后的经济繁荣，形成了一段空前绝后的自由和个人主义盛行的时期。如今，人们被鼓励追求个人满足和性满足，摆脱以前社会责任和义务对社会和家庭生活的束缚。但是，一种新的不安全感尾随这种放纵而至，噬咬人心。大家庭、社区和宗教可能确实限制了我们的自由、性和其他的东西，但作为回报，它们为我们提供了一个我们急需的归属感。世世代代，这些传统的机构提供着秩序、意义、连续性和社会支持。摆脱这些束缚给了我们比以往更多的选择和更少的限制，我们都更自由，但也更孤独。正如吉登斯所描述的，在本体论的意义上，我们变得更焦虑。

我们把这种对自由的焦虑带到了爱情中。人们现在对爱的期待超越了情感上的悲悯和友谊的寄托，希望爱成为解决孤独的灵丹妙药。我们期待爱人成为抗衡现代生活波折的堡垒，这并不是说现代社会人类的不安全感要比以前更大。事实上，可能恰恰相反。不同的是，现代生活剥夺了我们的传统资源，过去众多社会网络提供的安全感和情感关系，人们现在希望在爱人一个人身上找到。爱情已经变得不堪重负，人们对爱情期望太多。

当然，阿黛尔在描述她的婚姻状态时肯定没有想过这些现代的焦虑。但我相信，爱情因为现代社会的阵痛变得更危险。现在我们的住所离家人有几英里远，我们和儿时的伙伴断了联系，常常要搬家，这一切的不连续性有一个累积效应。爱情要承担几乎难以承受的脆弱性——仿佛爱情本身还不够危险。

微缩版现代爱情故事

当你遇到一个有强大吸引力的人，你会有一种甜蜜的反应，因为它总会带来惊喜。你心中充满了可能性，充满希望，你会跳出平凡的生活，进入到一个情感和沉迷的世界。爱抓住了你的心，你觉得充满力量。你珍惜这种冲动，希望抓住这种感觉；同时，你也害怕越执着，失

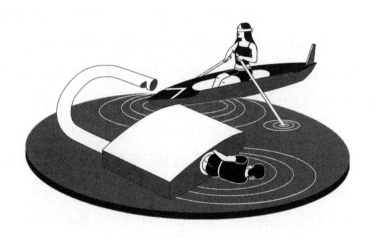

在享受舒适的同时，你抱怨
自己感到束缚，失去了自发
性。当你试图控制激情的风
险时，你也驯服了它。于
是，激情不复存在，你开始
对婚姻产生厌倦。

去的也就越多，所以，你想让爱变得更安全。你希望爱变得稳定、可依赖。于是，你第一次做出爱的承诺，幸福地放弃了一点点自由，换取一点点稳定。你通过一些方式——习惯、仪式、宠物、名字等——来创造舒适的感觉，这些让你觉得安心。但兴奋感依赖于一定程度的不安全感，它源于不确定性，现在，当你压制了不确定性时，爱情的活力也在消退。在享受舒适的同时，你抱怨自己感到束缚，失去了自发性。当你试图控制激情的风险时，你也驯服了它，于是，激情不复存在，你开始对婚姻产生厌倦。

虽然爱情减轻了我们的孤独感，但也加剧了我们对爱人的依赖。它本质上是脆弱的。我们倾向于通过加强控制来减轻焦虑，当我们缩小彼此之间的距离、把确定性最大化、让威胁最小化并遏制未知时，我们会感到更安全。然而，有些人过度抵御爱情的不确定性，结果让爱情变得单调乏味。

长期的伴侣关系有一个明显的趋势，就是倾向于可预见性，减少不可预知的事物。但是，情欲的繁盛依赖于不可知。欲望与习惯、重复是互斥的。欲望是不羁的，我们试图控制欲望的尝试注定会失败。所以，我们能怎么做呢？我们不想抛弃安全感，因为我们的关系依赖于此。要实现一段健康和快乐的伴侣关系，身体和情感的安全感是基本的。然而，缺乏不确定性就没有渴望，没有期待，没有颤栗。针对于此，心理专家安东尼·罗宾斯简明扼要地解释说："在爱情中，激情与它包含的不确定性，几乎是等量的。"

引入未知感

　　我们怎样把这种不确定性引入到亲密的关系中？我们如何创造这个微妙的不平衡？实际上，答案已经有了。东方哲学家们早就说过，唯一不变的是无常。生命短暂又充满起伏变化，如果我们认为可以恒久地保持关系，一直拥有安全感，这本身就是一个很自负的想法。

　　正如西方谚语所云："如果你要逗上帝发笑，那就告诉他你的计划。"可是我们还是带着盲目的计划前进。作为现代世界的忠诚公民，我们总是高估自己的能力。

　　我们把初始的激情比作青少年的沉醉，既短暂又不切实际。而与激情截然相反的另一个极端就是安全感，即双方关系的绝对稳定。然而，当我们用热情交换稳定时，我们不是在用一个幻想交换另一个幻想吗？正如情感专家斯蒂芬·米切尔指出的那样，对持久的幻想可能会胜过对激情的幻想，但两者都是我们想象力的产物。我们渴望恒久，我们可以为之努力，但恒久永远无法保证。在爱情中，我们总是冒着失去爱情的风险，比如伤害、排斥、分离乃至死亡，无论我们怎样努力地维持它。引入不确定性，有时仅仅意味着放弃对确定性的幻想。在这种看法的转变中，我们需要承认爱情的神秘感。

　　我告诉阿黛尔，如果我们要长久地保持对一个人的渴望，我们必须能够把未知感引入熟悉的空间。正如法国作家马塞尔·普鲁斯特所言："真正的发现之旅，不在于寻找新天地，而在于拥有新眼光。"

　　阿黛尔回忆起了最近一次的感情转变。"让我告诉你两个星期前发生的一件事。"她接着说，"这样的情况很少有，我甚至还记得那一刻。当时我们在一个工作场合，艾伦正与一些同事交谈，我看着他，发现他是如此有魅力。这几乎不可思议，像一次灵魂出窍的体验。你知道最有吸引力的是什么吗？那一刻我忘了他是我丈夫，是一个讨厌的家伙，并且非常固执，我忘了他会惹我生气，忘了他把地板弄得一团糟。那一刻，我仿佛忘记了一切，我被他深深吸引，就像在热恋时一样。他很聪明，很会说话；他让人平静，又十分性感。我忘掉了因为我早上快迟到的斗嘴，或'你为什么这样做'，或'圣诞节那次是怎么回事'，或者'我们要谈谈你母亲的问题'等愚蠢的争吵。我跳出了那些空洞的东西和那些可笑的对话。我真正地在看他，那是我的感受。我不知道他对我有没有产生过类似的感受。"

当我问她有没有告诉过艾伦那次的感受时，她很快回答我说："没门！他会取笑我。"我告诉她，也许浪漫的减少更多的是因为害怕，而不是熟悉或者现实的重压。情欲是危险的。人们因为害怕而拒绝自己有这种理想化和极度渴望爱侣的时刻。那意味着认可了爱人的独立性，会破坏稳定性。当爱人独自站在一旁时，他拥有了自己的意志和自由，夫妻关系的脆弱性被放大了。当阿黛尔说她想知道艾伦对她有没有产生过类似的感受时，她的脆弱显而易见。

对于这种威胁，典型的防御行为是留在熟悉、充满感情的领域——为琐碎小事争吵，和舒服的性爱，这些平凡的生活让我们局限于现实，拒绝任何超越的机会。

但是，当阿黛尔走出他们的婚姻去看艾伦，从标准镜头切换到广角镜头，他的差异性凸显出来，这反过来又增强了他对阿黛尔的吸引力。她把他作为一个男人来观察。她把一个熟悉的人转变成一个相处多年仍然陌生的人。

你真的了解你的伴侣吗?

如果说不确定性是所有爱情的内在特点,那么神秘感也是。许多针对亲密关系危机来进行心理咨询的伴侣,他们当中的每个人都自认为知道关于对方的一切。"我丈夫不喜欢说话。""我女朋友不会和其他男人调情,她不是那种人。""我的爱人不喜欢这样。""你为什么不直说?我怎么会知道你在想什么?""我不需要给她奢华的礼物,她知道我爱她。"我努力告诉他们,他们看到的只是很小一部分,敦促他们恢复自己的好奇心,发现藏在两人背后的东西。

事实上,我们永远不可能完全了解我们的伴侣。米切尔提醒我们,即使在最乏味的婚姻中,可预测性也不过是海市蜃楼。我们对恒久的需要,束缚了我们了解身旁爱人的意愿。我们让爱人遵从自己用想象力创造的形象,这种形象是基于我们自己的一套需求设定的。"他的一个特点是他从不焦虑。他像石头一样'油盐不进',而我很神经质。""他离开我了,真是个懦夫。""她一点都不能容忍我的那些东西。""我们都非常传统,虽然她早就取得了博士学位,但她还是非常喜欢和孩子一起待在家里。"我们看到的是我们想看到的,是我们可以容忍的;我们的爱人也是这样做的:把对方的复杂性中性化,让差异性变得易于管理。我们把爱人简化,当某些部分威胁伴侣关系的既定秩序时,我们会忽略或拒绝那些部分。我们会"简化"自己,以爱情作为借口,甘愿抛弃自己性格当中某些重要的部分。

然而,如果我们把自己和爱人拘束于固定的实体,热情消退就不足为奇了。而且,这种损失是两方面的,你不仅丧失了激情,你也没有真正获得安全感。当伴侣关系中的一个人破坏这种人为的规则,坚持把自己更真实的部分融入爱情时，这种认为平衡的脆弱性就变得更明显。

向我寻求心理咨询的查尔斯和罗斯夫妇，就是上述情况的典型。他俩结婚近四十年，有足够的时间去充分了解彼此。查尔斯是善变的煽动者，俏皮而有诱惑力。他是个热情的男人，他需要有人来帮助他疏通旺盛的精力，进而分散他的注意力。"如果没有罗斯，我想我不会有今天的事业和家庭。"他说。罗斯性格坚强、独立、清醒。她拥有一种自然的平静，这会帮助查尔斯改变他恣意妄为的性格。正如他所描述的，她是坚实的，而他是流动的。在遇到查尔斯之前，罗斯几次激情的冒险都让她觉得激情是压倒性的，让她觉得疲惫、不快乐。对罗斯来说，查尔斯代表的是她没有的激情。罗斯害怕失去控制，而查尔斯则害怕他自己"太贪图享受而失去控制的感觉"。这种互补性，使他们的爱情在有限的空间里蓬勃发展。

这种良好的安排一直发挥作用，直到它无法发挥作用的那一天为止。正如经常发生的那样，某一时刻，我们突然认识到，我们正在做的没有用了。通常这种情况的发生是因为重要的事件让我们回顾生活的意义和结构。突然间，对那些过去一直很好发挥作用的妥协，我们再也无法忍受了。

对于查尔斯来说，一系列的失去（他母亲去世，一位好友的死亡，还有对自己健康的恐慌）使他敏锐地意识到自己未来的死亡。他希望给生活增添活力，重获过去的健康。和罗斯在一起时，他再也不能忍受束缚自己的那部分，想要尝试一些新的生活方式，但每次他试图和罗斯谈论自己这方面的渴望时，罗斯就会驳回他："你又中年危机了？你打算怎么做？"

查尔斯和罗斯都曾发生过婚外情，两人都知晓这个事实，却默契地回避这个问题，也都不知道当时的细节。罗斯提到过一次。"我认为，我们已经走过了那些年轻浪荡的岁月。我们都六十多岁了，这辈子也只能这样了。"她叹道。

"之前怎么了？"我问她。

"他伤害了我，拿我们的婚姻冒险！我已经接受了我们关系的条款，他为什么不能？"

"那些条款是什么？"

"我们结婚时，彼此深爱着对方。我们现在还彼此相爱。但是，我们可以这样说吗？我们那时都知道彼此有更强烈的激情。查尔斯感到了激情的幻灭，强烈的激情总是短暂的，于是他和与自己没什么共同点的我在一起。我会在激情中迷失。走出激情的时候，我感到了放松。后来我们谈到了当时的情况，那时我们都在寻找更持久、更冷静一些的关系。"罗斯接着解释道，对于婚姻她和查尔斯都有其他的目标——陪伴、思维刺激、身体和情感的关怀、相互支持，"我们真的重视在彼此身上发现的东西"。

罗斯出身贫寒，她父亲在田纳西州的农村经营着一个垃圾场。而今天，她在曼哈顿麦迪逊大道办公楼 56 层的一个独立办公室里工作。"乡下人是绝对不支持那些有野心的女孩儿的，而我很有野心。当我遇到查尔斯时，我知道他是不同的。和他在一起，他可以让我做我自己喜欢的事情。在 20 世纪 60 年代初的时候，这很重要。"

"在你当时看来，两个人的性关系呢？那时这也是个大事。"我说。

"我觉得性生活还好。我那时觉得不错，甚至可以说是很好。"她告诉我，"我一直都知道，那样的性生活对查尔斯而言是不够的，但我那时希望他自己来处理。"

几个星期后，在与查尔斯的私人交流中，查尔斯告诉了我他的看法："我和罗斯的性生活不错，但是一直比较平淡。有时我觉得可以接受，有时候又发现难以忍受。我尝试过网恋和婚外情，也曾经和罗斯谈过。大多数时候我会试图压制它，因为我觉得两个人之间似乎没那么多激情了。但我不想再这样，生命太短暂，我年纪越来越大了。当我还有情欲时，我就不会担心衰老和死亡，也不为我的年龄难过，至少有片刻的时间不会担心。"

"坦白地说，我对她的反应感到惊讶。"他继续说，"她已经有好几年对性不感兴趣了。这可能听起来很奇怪，但我真的没想到，当我和其他女人发生关系时，她的反应会如此强烈。虽然我有过外遇，但我和过去一样，在感情上对她忠诚。我不想伤害她，我当然不想离开她，但对她来说，有一些事情会变。"

查尔斯没有遵守约定，罗斯也没有。她脆弱而恐惧，也不再是查尔斯需要的那个不可战胜的女人了。正如他们驱逐了他的诱惑力，他们也抑制了她的弱点。他们已经走出了各自的角色，于是两人都陷入了危机。

他们并不知道，这可能是改变他们多年来所确定的关系的最好机会，因为这次危机使他们表达了自己很久以来压抑的部分。一直保持克制很辛苦，罗斯需要休息。而没有性生活也让人疲惫，查尔斯不想再继续容忍这种状态，这是他向罗斯袒露更真实的自己的第一步。在情感的风暴中，沉寂已久的情欲再次被点燃。罗斯对查尔斯重新产生了欲望，而这时查尔斯已经对罗斯没有了兴趣。他越是逃避她，她越需要他。对查尔斯而言，看到她对自己那么关注，这也深深地刺激了他的情欲。

很长一段时间里，他们的关系遵循着相互约定的条款。超出约定的感情和需要，就不应该表达出来。他们不应该不理智、迟钝，或者贪婪。然而现在，他们都提出了强烈的需求，他们向对方提出了自己不愿放弃的需求。这很痛苦，但同时这也是一个不可否认的挑战。

"我已经多年没有感觉这么糟糕了。"罗斯告诉我，"但在内心深处，我却渴望它的发生。我一直看重有形的东西，比如钱、房子、送孩子上大学，我认为那些是坚实可靠的。但谁能说查尔斯追求的东西是轻浮的？也许那也是守护婚姻的另一种方式。"

查尔斯和罗斯拒绝承认那些处于可接受的范围以外的行为，他们得到的结果与所追求的目标背道而驰——这没有使他们的爱情更安全，相反，他们的爱情更脆弱了。但是，让他们向对方坦言自己的真实心声，也并非没有风险，因为这样的话，他们的关系基础就有垮塌的危险。这种展露和坦白可能会超出他们的舒适范围，但两个人都要忍受。

放弃安全感的假象

我们常常希望，长久的伴侣关系能够支撑我们面对生活的风风雨雨，但爱本质上是不稳定的。因此，我们把爱"密封储存"起来：我们把边框缩紧，关闭舱门，将事情确定在可控范围内，我们用所有的努力创造更多的安全感。然而，这些我们用以让爱变得更安全的办法常常带来更多的风险。在熟悉的基础上，我们也可以实现婚内生活的平静，但是在这个过程中，我们精心编制的是无聊的生活。在沉闷的生活中，很多夫妻都在奇怪地问："为什么没有乐趣了呢？兴奋的感觉究竟哪里去了？"我对他们的解答虽然是多种多样的，但核心观点都是一句话：拆掉"安全"的枷锁，勇敢地探求"神秘感"。

欲望是由未知因素推动的，因此，欲望本身就会产生不安。在《欲望之门》（*Open to Desire*）这本书中，佛教精神分析学家马克·爱泼斯坦（Mark Epstein）指出，正是我们探索神秘事物的冲动让我们的欲望保持活跃。面对爱人无可辩驳的差异性，我们可以用恐惧或好奇来回应。我们可以把对方简化成为一个可知的实体，也可以选择拥抱爱人恒久的神秘。当我们抗拒控制的冲动，当我们自己保持开放的状态，我们就留住了发现的可能性。情欲留驻在不安和迷恋之间的暧昧空间：我仍然对爱人感兴趣，对方让我愉悦，我则受其吸引。但是，放弃安全的假象、接受我们无法确保安全的这个事实，对于我们许多人来说都是艰难的一步。

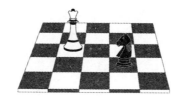

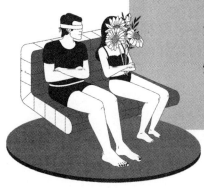

第 2 章

激情消退

爱渴望亲密，欲望需要距离

> 对一些人而言，爱情和欲望不可分割，对另一些人而言，它们截然不同。而对我们大多数人而言，在爱情和欲望相连又独立的灰色地带，是我们情欲的表达。
>
> ——杰克·莫兰（Jack Morin）
>
> 《情欲之心》（*The Erotic Mind*）

在与任何夫妻的第一次谈话中，我总是问他们是如何相识的，是什么吸引了彼此。人们来进行咨询是因为某些方面出了问题，来求助的时候，他们已经失去了最初的爱恋。有时候，他们需要一个温柔的拥抱，因为对于疏远或者痛苦的夫妻来说，让他们回忆当时是什么吸引了自己是很难的。但是，了解他们关系发展的关键就在每对夫妻的这段经历中。

"她很漂亮。""他是那么聪明、幽默。""他那么潇洒，流露出那样强的自信和风格。""对于我来说，是她的温暖吸引了我。""对于我来说，是他的温柔吸引了我。""我知道她不会离开我。""我喜欢他的手。""他很性感。""她的眼睛。""他的声音。""他可以做出非常可口的煎蛋。"描述理想爱人特点的表达总是那么丰富。爱是一种知觉的选择性行为，甚至是美妙的欺骗，可是开始的时候谁关心这个呢？

事实上，我们往往放大了爱人的优秀品质，并将这些优秀品质夸大到神话般的程度；我们总想"改造"自己的爱人，同时，我们又在他们面前有意无意地改变着自己的一切。"他总能逗我开心。""她让我觉得自己特别聪明。""我们可以聊几个小时。""我知道我可以相信她。""他让我觉得被全心包容。""他让我觉得自己很漂亮。"这样的评论告诉我们，爱人对我们有强大的魔力，他们可以让我们自信，把我们带上云霄。正如精神分析学家埃塞尔·斯佩克特·帕森所说："爱从心底显现，是一个富于想象的行为，一个富有创造力的综合体，旨在满足我们最深切的渴望和最古老的梦想，让我们更新和改造自己。"爱是自我肯定，也是自我超越。

起初总是充满着各种可能，因为它带给我们完满的允诺。通过爱，我们想象着一个新的生活方式。你用我从未用过的方式看我，忽略我不完美的地方，而我喜欢你看我时的样子。通过和你在一起，我成为自己想成为的样子，我变得完美。被选择的人选中是我们坠入爱河的一大荣耀，它使我们强烈体会到个人的重要性——我很重要，而你证实了我的重要性。

在那些前来寻求心理咨询的伴侣们向我讲述他们是如何相遇、相爱的时候，我能抓到将他们推向对方的梦想的蛛丝马迹。任何相遇的第一个阶段都充满幻想、猜测、预期，还有感情的萌芽，这些萌芽可能会也可能不会发展成爱情。那时，你几乎不了解站在你面前的人，你想象着你们一起攀登乞力马扎罗山，一起建造一个《建筑文摘》中那样精美的家庭，孕育婴儿，还有许许多多如同天气一样无常的诱人幻想。当咨询者向我讲述他们曾经的快乐、欣喜时，我仿佛能亲眼看到屋檐下他们曾经有过的完美幸福。

在一起的前六个月

在一起生活的前六个月里，约翰和碧翠斯几乎是把自己锁在房间里，欢乐而幸福。

约翰是一位股票经纪人，他经历了互联网产业的辉煌和失败。在做心理咨询期间我了解到，在我第一次见到他之前，他眼睁睁看着自己的财富缩水。他会花几天时间盯着电脑屏幕，无望地看着自己投资组合的市价下跌，他喝下一杯单麦芽口味的苏格兰威士忌。他刚刚和自己相爱五年的女友分手，那曾是一段充满爱心和关怀的感情。那时的他，处于三种危机之中——情感、职业、经济状况。当他见到碧翠斯的时候，就好像从昏迷中醒来，那种放松和重新开始的感觉，犹如发自内心深处的呼唤。

碧翠斯，一位前卫风格的美女，二十多岁，正在读英美文学的研究生，比约翰小十岁。在那段时间里，他们会抱在一起一连聊几个小时，做爱后再继续聊，然后睡觉（但很少）。他们感到狂喜，也都感到了自由和开放。他们欣赏着两个世界的相遇，对彼此充满好奇，沉溺在亲密和温暖的关系中，不必面对外面世界的痛苦。

随着两人关系的发展，约翰和碧翠斯体验了越来越多的宁静感。最初的兴奋成熟起来，现实世界再度显现，物质代替了希望，他们进入亲密关系状态。如果说爱情是一种想象的行为，那么亲密是一种收获的行为。亲密状态耐心地等待兴奋消退，然后它可以参与到两人的关系中。亲密的种子是时间和重复。我们一遍又一遍地选择彼此，并因此创造了二人世界。

当他们住在一起的时候，约翰和碧翠斯开始了解对方的口味和喜好，更熟悉彼此的偏好。约翰喜欢黑咖啡，不加糖，刚起床的时候就要先喝一杯黑咖啡。碧翠斯喝咖啡时喜欢加奶油，不加糖，但她起床后喜欢先喝一杯水。有一些习惯他们可以轻松温柔地接受，而另外一些他们则必须学会接受，因为有一些习惯令人讨厌，且有攻击性，或者彻头彻尾令人恶心。他们不知道为什么对方会忍受他们进入对方的习惯世界，这种熟悉给他们安全感。生活的常态反过来又促进了安全感。不断增强的熟悉感也标志着他们免除了仪式和约束。然而，亲密性所带来的不拘小节和随意，被证明是能抑制性欲的。

"当然，熟悉只是亲密的一种表现形式。我们不断地了解对方，这种发现延伸到内心世界的思想、信仰和感情，这远远超出了表面的习惯。我们从精神上深入了解彼此，我们互相交流、倾听、分享、比较。我们告诉爱人的是自己的一部分，也会修饰、编造、隐瞒另外一些东西。有时候，因为她告诉我，我了解到关于她的一些东西：她的经历，她的家人，相识以前她的生活。但同样，我对她的理解来自对她的注视、直觉，还有联想。她讲出的是单个的事实，我把这些点连接起来，形成一个图像。她的个性在逐步公开或隐藏，有意或无意地向我展现。她内心的一些地方很容易到达，而有一些地方是加密的，要解码很困难。随着时间的推移，我了解了她的价值观和软肋。看到她如何做事，我了解了她的感情：什么会让她兴奋，什么会让她生气，她又害怕什么。我知道了她的梦想，还有她的噩梦。我越来越了解她。而这一切，当然是双向的。"

当约翰讲到这里的时候，他停了下来。我认为，不讲不代表没有问题。所以，当他再次提起他与碧翠斯一年后的生活时，我更加关注。

"一切都很顺利。我们两个人已经搬到一起。我们相处得很好。她很漂亮，很有趣，很聪明。我真的很喜欢她。"约翰接下来的一句话，声音不大，却宛如晴天霹雳让我的心为之一颤："但是，我们没有性。"

太亲密，却疏远

在美国的性心理咨询行业，盛行的观点是：性生活状况是两人情感关系的隐喻——了解到情感中发生了什么事情，你就可以推断性生活是怎样的。如果伴侣之间有着相互关怀和照顾，如良好的沟通、相互尊重、公平、信任、情投意合、真诚相待等，你就可以认为他们的性生活持续而有活力。心理学家帕特里夏·洛夫博士（Dr. Patricia）在《热力夫妻》（*Hot Monogamy*）中提出了这样的观点：

> 良好的沟通是美好性生活的关键之一。当夫妻自由地分享他们的想法和情绪时，这就在两个人的关系中创造出了高度信任和情感联系，这使他们更充分、更自由地探索自己的性欲。总之，亲密关系会产生性欲望。

对于许多人来说，一个充满爱而且相互忠诚的关系，确实可以增强性欲，这让人们觉得自己被接受、被包容，这种安全感让他们感到自由。伴随着情感亲密而来的信任使他们能够自由挥洒欲望。但是，在约翰和碧翠斯的例子中发生了什么？这不符合上述情况。他们的爱情美丽、亲密、充满爱（他们深入沟通）。根据上述观点，这有利于培养持久的欲望，但事实并非如此。如果说有什么可以安慰他们的话，那就是

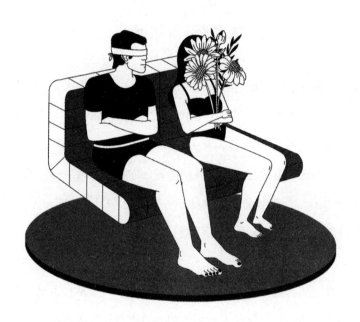

当两人亲密过甚、融为一体
时，阻碍欲望的不是不够亲
近，而是太过亲近。

许多其他的"亲密伴侣"也是如此。

具有讽刺意味的是，促进感情亲密的东西不一定能产生良好的性爱。这看起来有悖常理，但作为一名心理咨询师，我的经验证明，情感的亲密往往伴随着性欲减退。这种逆相关的关系的确令人费解：欲望的减退是亲密感无意中带来的后果。我遇到过很多这样的夫妻，他们踏进我办公室的开场白都是："我们真的彼此相爱，我们的关系很好，但我们没有性爱。"

比如乔与拉斐尔，当乔看到拉斐尔对他的身体有兴趣，他很兴奋，但是他不喜欢性爱，因为他只接受自己在上面的体位。再如，在一起收养了第一个孩子之后，苏珊和珍妮更亲密了，但这种亲密感并没有带来情欲。另一对夫妻阿黛尔和艾伦则说，那次在旅馆的一晚是亲密的，但不是特别热情。尽管情欲方面出了问题，但这些夫妻看起来感情亲密，而不是缺乏感情以至于疏远。

还有一对夫妻安德鲁和塞丽娜，他俩的性生活从一开始就是个问题，不管他们的关系有多么亲密，都没有带来高涨的性欲。塞丽娜在遇见安德鲁之前的几段长期感情中，性生活都很美满。根据她以往的认知，她以为亲密感不断增加会持续带来更好的性爱，所以，当在和安德鲁的恋情中发现事实并非如此时，她感到非常惊讶。我问她，为什么从一开始明知道双方的性爱存在严重的问题，却还要和安德鲁在一起，她回答说："我那时觉得我们可以改善，爱会让性爱变得更好。""有时，反而是爱阻挡了性欲。"我解释说，"所以，后来你们俩之间发生的事情和你的预期正好相反。"

过去我曾长期认为亲密和性之间是相互促进的关系，而这些男人和女人的故事使我开始重新思考这一问题。我不再把性爱看作只是由感情培养的产物，而是把性爱看作一个独立的实体。性爱不仅仅是伴侣之间感情的产物，而且还是一个与之平行的独立事物。

一对伴侣的亲密故事的确可以告诉我们很多关于他们的性爱生活的东西，但是，它无法告诉我们一切。爱和欲望之间存在着复杂的关系，绝不是简单的线性因果关系。一对伴侣的感情生活和性生活都有各自的高低起伏，两者的波动并不一定对应。两个曲线会相交，会相互影响，但它们是不同的曲线。这就是为什么即使你在性方面毫无作为，也可以"修补"一段感情。也许亲密只会偶尔带来更好的性爱。

依赖，还是独立？

人们很容易认为，性方面出了问题是因为双方关系不够亲密，但我要说的是，也许是我们构建亲密的方式降低了性快感所需要的自由感和自主意识。当两人亲密过甚、融为一体时，阻碍欲望的不是不够亲近，而是太过亲近。

爱依赖于两大支柱：屈服和自主。我们对亲密的需求和对独立性的需求是同时存在的，绝非只存在一种需求。如果距离太远，两人之间就没有联系；而过度融合又消融了两个不同个体的独立性，伴侣之间就没有什么要超越的了，没有了连接两人的桥梁，他们不用走到对面去了解对方，也不用了解对方的内心世界。当相爱的两个人融为一体，"合二为一""连接"的问题就不会再发生，因为没有要连接的东西了。因此，独立性是建立联系的一个先决条件，这是亲密与性的基本矛盾。

一个核心的主题是：感情的联结与独立的需求之间的双重关系（常

常是相互冲突的）。在整个童年时期，我们在对照顾者的依赖和开拓独立意识的需求之间，努力地寻找微妙的平衡。在两性关系领域取得突出成果的心理学家迈克尔·文森特·米勒（Michael Vincent Miller）告诉我们，这种斗争会生动地体现在孩子的噩梦里，"摔下来或者迷路的梦体现了害怕被抛弃的恐惧，被攻击或者被怪物吃掉的噩梦代表害怕被吞没的恐惧"。当我们成年之后，那个装满童年情感记忆的箱子随时会被打开，我们的童年在多大程度上满足或压抑这两种需求，决定了我们在成年后的感情生活中会有怎样的想法，尤其是与脆弱有关的那部分想法：我们最想要什么？还有我们最害怕什么？我们会经常处理这两种需求，它们的强度和优先度会在人的一生中起伏变化。实际上，我们倾向于选择与自己的弱点互补的伴侣。

在建立亲密关系的时候，我们有些人会敏锐地意识到：我们需要联系，需要彼此接近，不想再孤独或者被抛弃。而另一些人在开始一段关系时，需要有自己的空间，依靠自我保护意识来警惕被吞噬的感觉。情感联系产生的亲密关系可以成为吞噬人的力量，甚至引发幽闭恐惧症。我们觉得自己被侵扰了，本应是让人感到安静的空间却变成了束缚。如同我们对食物的需求一样，我们对亲密的需求也是基本需求，但亲密带来的不安和威胁可能会抑制欲望。我们需要亲密，但如果过于亲密，就会让我们受到束缚。

反观约翰和碧翠斯，这对夫妻就没有预料到关于亲密的所有这些曲折。刚开始时，爱情的真实和自发性并没有让他们预想到爱情的矛盾心理。在他们看来，亲密很简单：开诚布公、展示自己、分享生活、彼此变得透明、更多地敞开心扉……

约翰和碧翠斯的故事体现了典型的爱情开端。事实上，那种身体和情感的热烈融合，只能在还不熟悉的两个人之间发生。在早期阶段，融合和屈从都是相对安全的，因为两个人之间的界限仍然都定义在外部。约翰和碧翠斯对对方来说都是全新的。虽然他们开始走向彼此的世界，但他们尚未完全进驻，他们仍然是两个不同的个体。正是他们之间存在的空间，使得他们能够想象两人之间的亲密。那时他们还没有巩固两人的关系，他们为相遇而着迷。

在开始的时候，由于心理距离依然存在，他们可以专注于建立两人的联系，这是构建两人关系一部分。此时，两人的差异性是确乎存在的。也就是说，在坠入爱河的早期阶段，我们没有必要培养独立性，因为我们仍然是独立的，我们的目标是克服距离感。作为一对初识的恋人，约翰和碧翠斯之间本就存在的距离感让他们自由地享受爱与欲望的融合，而避免发生他们后来进行心理咨询时提到的那些冲突。

当爱压抑性

对约翰来说，亲密隐含着被约束的威胁。从小时候开始，约翰的父亲就酗酒、暴虐。父亲的坏脾气和母亲的悲伤，他一直都能敏锐地感觉到。作为一个小男孩，母亲把他当作自己情绪的守护者，他要帮助母亲不那么孤独。他是母亲的希望，母亲的慰藉，他获得代偿性的肯定：她杰出的儿子将证明她悲惨生活的价值。在这种冲突的婚姻中，孩子经常需要保护脆弱的父亲或者母亲。约翰从没有怀疑过母亲对他深深的爱，可是母亲的爱也一直给他带来负担。长大后，约翰的爱情从一开始就暗示着责任和义务，尽管他渴望亲密。在他的生活中，他始终有一个女人，但他不知道怎样的爱情才不会让她感到束缚。他和碧翠斯刚刚萌芽的爱情，也带着以往的爱所附带的沉重。

在很多情况下，人们会感觉到爱和亲密的约束，并非只是有过一个不幸童年的人才会如此，而是这种心态人皆有之。如今的流行语把这种想法称为"亲密恐惧"，这种情况在很多男性身上尤为常见。但根据我的观察，他们并非不愿意投入到亲密关系中——没有人能怀疑约翰与碧翠斯的相互深入了解。相反，是这种深入了解的重要性让他们觉得沉重。排除爱情必要的自由和自发性不谈，他们都觉得自己被亲密束缚了。

我在进一步的深入交谈中得知，随着约翰和碧翠斯的情感互动加深，约翰的性压抑也在加剧。事实上，他越关心她，他对她自由的欲望就越少。对他来说，正如对处于这种困境中的许多其他人一样，没有欲望并不是一件小事。不举的问题严重影响着他。但是，为什么会这样呢？是什么让他无法与碧翠斯一起享受性爱？特别是不久之前，他和她在一起的性爱还如天堂一般快乐。

具有讽刺意味的是，即便是美好的性爱所产生的亲密，也会起反作用。同约翰和碧翠斯一样，许多相爱多年的伴侣也陷入了这种怪圈之中——美好的性爱让他们更贴近，而这种亲近反过来却让性爱变得困难。最初的狂喜促使他们迅速结合，迅速发展感情，然而，虽然有许多人会享受在性爱中失去自我的感觉，但在身体的结合中，我们体验到合为一体的同时却会唤起一种毁灭的感觉。强大的情欲促发了对吞噬的恐惧。当然，我们很少有人会意识到这些暗流的涌动。我们能感觉到的是，在高潮后想要赶紧拔出来，或者突然想做一个三明治，或者点燃一支香烟。这时我们欢迎随便什么想法进入脑海：我想起来要发一封邮件、那些窗户要清理、我想知道我朋友杰克最近怎么样……我们喜欢让思想随处漫游，因为通过这种方式能重新建立心理距离，划分出两个人之间的界限。我们从"外部世界"回到"内部世界"。在身心相贴之后，我们退回去，找回自己的皮肤。从联结到独立的转变在性行为结束后体现得最为明显。

在《性兴奋》（*Arousal*）一书中，精神分析学家迈克尔·贝德（Michael Bader）对类似于约翰和碧翠斯夫妇的性爱僵局，提供了另一种值得我们深思的解释。在他看来，随着亲密增加，夫妻双方对彼此的长期幸福日益关注，这其中包括对伤害她/他的恐惧。但性兴奋需要人们处于无忧无虑的状态，追求身体的愉悦需要一定程度的自私。有些人无法让自己自私，因为他们深深地为爱人的幸福担心。这种情感状况让我们想起了约翰对他母亲的感受——约翰意识到母亲的不愉快，这让他非常忧虑，产生了负担感。这段经历使他更难专注于自己的需要，难以感受自发的、充满活力、无忧无虑的性爱。

在过去所有的感情经历中，约翰都面临过欲望消退这个棘手的问题。过去，每当这个问题出现，他都会认为这意味着他不再爱那个女人了。而事实恰恰相反，正因为他深深地爱着她，怀着对她的责任意识，才导致无法获得性爱的快乐。

欲望有它的隐秘轨迹

爱情中的变化始终是互补的——双方都影响着两人的关系模式。当我们谈到约翰对约束的恐惧，还有他欲望的减退时，我们还必须要看一下碧翠斯对两人关系的影响。所以，在某些时候，我会邀请碧翠斯也参与进来，三个人一起谈。在这个过程中，碧翠斯对约翰的影响显得越发明晰。她渴望两人变得更亲密，她把自己的兴趣与他的相匹配，放弃了那些无法和他一起做的活动，也不再和朋友们一起。不幸的是，她所有这些旨在增加亲密感的努力产生了相反的效果。碧翠斯急切地想要取悦他，她随时准备放弃妨碍两人相处的东西，这增加了约翰精神上的负担，进一步使他的性欲减退。仿佛除了性，他无法用其他方式树立起两人之间的边界。当爱人已经放弃了自主意识时，要让他觉得自己被吸引是很难的。也许他能爱她，但显然很难让他渴望她，因为两人之间没有张力。

我建议碧翠斯暂时走出两人共同生活的情境，重新获得一些独立感。我会鼓励她重新与她的朋友相处，不再紧紧围绕着约翰来安排自己的生活。正如我对她说的："你那么害怕失去他，以至于你已经疏远了自己，失去了自由。你已经不再是一个独立的人，可以让他去爱了。"此外，我也对约翰说："你成了那样一个照顾者，而不再是碧翠斯的恋人。我们需要重新建立一定程度的差异性，重建你们刚开始时的那种距离感。当你心中充满关怀时，你很难产生欲望。"

在接下来的几个月中，碧翠斯真的搬出去了。情况明显好转，她住在自己的公寓，提交了攻读博士的申请，和朋友一起旅行，开始自己赚钱。渐渐地，约翰开始相信她可以独立生活，而碧翠斯也明白了，她不需要为了爱情放弃自己的独立性。两人之间出现了空间，而欲望可以在这空间中更自由地流动。

在实践中，我看到很多男性和女性很难将这种情感空间引入到他们的爱情中。你可能会觉得，有了稳固的基础带来的安全感，担负那样的风险相对而言会容易一些。但其实不是这样。稳定的关系的确给了我们勇气，让我们去实现职业上的野心，去面对家庭的秘密，或者去上以前从来不敢上的跳伞课程。然而，我们害怕在爱情中拉开空间——正是在这里，我们享受过最初在一起的甘甜。我们可以容忍在其他地方存在空间，而这里不可以。

在性欲的私密世界里，那些维持伴侣之间平和与满意的规则，往往就不再适用。理智、理解、同情、友爱有助于一段亲密而融洽的感情，但性唤起的往往是不理智的强迫观念，而不是深思熟虑的判断。性会产生自私的欲望，而不是利他主义的想法。侵略、物化、权力都存在于欲望的阴影之中，它们是激情的一部分，但不一定有助于情感的亲密。欲望只沿着它自己的轨迹运行。

创造距离感

我的另一对咨询者吉米和坎迪斯的故事同样颇具代表性，他们长期以来的问题，在很多伴侣身上都普遍存在。

吉米和坎迪斯都是 30 岁左右的年轻演员，他们已经结婚 7 年了。他们属于不同人种：她是非洲裔美国人，他是爱尔兰人后裔。她的男友风牛仔裤和海蓝宝石指甲散发着自信，而他全身都是个性签名。他们都很有魅力，充满活力，忙个不停，但他们也为两人之间发生的事情而绝望。"我们不做爱，这种情况已经很多年了。"坎迪斯解释说，"我们都很担心，很沮丧。我想我们两个人都有一种发自内心的恐惧，害怕这个问题无法解决。"

同约翰一样，坎迪斯在她的每一段感情中也都遇到了无法逃避的欲望消失的问题。从我们的对话中，我发现了她理解自己的模式。"是我这边的问题，和吉米无关。"她对我说，"当我和一个人亲密的时候，如果我爱他，他也爱我，我会突然对性失去兴趣。我觉得缺了点什么，在性这方面我没办法接近我的爱人。在遇到吉米之前，我谈过几次长时间的恋爱，这个现象每次都会发生。"

坎迪斯非常了解她的丈夫吉米，他可靠、体贴、聪明。他们的夫妻生活很丰富，有着丰富的合作伙伴关系。虽然她喜欢爱人有这些特点，但由此导致的后果却是"反情欲的"。也就是说，面对丈夫吉米的温柔，作为妻子的坎迪斯反而找不到自己的激情。"我可以这么说，"她说，"他的温柔让我感到安全，但是当我在想和谁睡觉时，安全并不是我想要的。"

"有安全感怎么了？"我问她，"攻击性不够？是吗？"

"是，攻击性不够。"

"在某种程度上，他是一位过于认真体贴的爱人，对吗？"

"对。"

"他一直在关注你？"

"对，他很体贴。"

"是，确实很体贴，但并不令人兴奋。"我补充道，"充满了温情，非常舒适，但是，它不是性。你用别的东西代替了感性的爱。这就是性心理咨询师达格玛·奥康纳所强调的'舒适的爱'。"

坎迪斯点点头："像法兰绒睡袍一样。"

那些关心、爱护的因素有助于家庭生活，却可能违背肉体之爱的叛逆精神。我们经常选择一个让我们感到被珍惜的伴侣，但在最初的浪漫之后，像坎迪斯一样，我们发现自己对对方没有性欲。我们渴望让感情更亲密，不断弥合我们与爱人之间的空间，但有讽刺意味的是，正是自我与他人之间的空间才是情欲的"突触"。为了重燃欲望，我们需要重新拉开两人之间辛辛苦苦拉近的距离。情欲的秘诀就在于创造距离感，然后把这个空间带入两人的生活。

在一次交谈中，坎迪斯描述了有一次她看吉米在舞台上表演，她说没有什么比那次更能激起她的欲望了。但是，我问她有没有去后台，她告诉我她没有去。"你为什么不去更衣室找他呢？"我问她，"在台下看着他，那让你兴奋起来，因为那时他完全掌控着自己，展露他的天赋。但等他回到家，他马上又变成了那个温柔体贴的人。"她点点头，表示同意。一旁的吉米看起来很失望。

"你为什么不和他离婚？"我问道，然后接着对她说："如果你们没结婚，他不会成为这样家庭至上的人。"

"你知道我对他说过什么吗？"她坦言，"我说，'如果你今天离开了我，我就会对你有性趣。'"

坎迪斯认识到，她渴望与吉米亲近的感觉，这正是阻碍她性兴奋的东西。为了避开这个问题，她需要创造心理距离。在到我这里进行咨询之前，坎迪斯曾试图这样做过。她自己想出了解决这种困境的方法：她要求吉米回家之后，不要马上就接近她，而是要不理她。正如她所说的："如果我觉得你压根儿不需要我，我就会对你有欲望。"虽然她不知道自己为什么设计了这个方法，但她根据直觉来试图让自己产生欲望。

不幸的是，吉米不愿意玩这个游戏。在他看来，坎迪斯需要的这点距离是在拒绝他。他尖锐地阐述着他的渴望："我太愤怒了。我记得在以前，我只是用我的膝盖蹭蹭她的大腿，她立即就会有欲望。可如今这么长时间了，我从来没有真正感受到她有那样的欲望。我希望她把我当作一个男人来需要我。我希望她只渴望一样东西，只有一样，就是我。"

"可是，当她要求喘息的空间时，你认为这是她的拒绝。"我反复告诉他，"你要知道，欲望很奇怪。她让你不理她，不去要她，通过这种方式她会对你产生欲望。我明白你为什么会觉得这没有意义，会疑惑为什么要走这样的弯路，我理解你的反应。但是你看，她需要把情欲和亲密分开，她需要空间。通过她让你玩的游戏，她就能实现这一点。这不是拒绝，这是邀请。你不要只想着表面的意思，而要把它当作一个性爱游戏。游戏规则就是，不需要她，不理她。"

但吉米还是拒绝这个游戏，因为他在和坎迪斯做斗争。他不想通过这样扭曲的方式来引发她的欲望。他希望坎迪斯的欲望能按照他希望的方式产生。在许多年里，吉米都觉得自己被剥夺、被拒绝，愤怒是他最主要的感受，而这种愤怒只会加强他的渴望和需求。他们通过亲密的爱情来压抑愤怒。他们几乎恒久存在的身体接触，反而抑制了彼此之间的性欲望。这种身体接触可以维持多年，却不会转变成欲望。无条件的爱不会带来无条件的性。这是我们与朋友的关系，但吉米和坎迪斯是想成为恋人的朋友。

我知道坎迪斯已经表示过两人之间需要距离，于是我找到了干预的切入点。他们舒适、深情的触摸代替了性，而我要打乱这种情况。

"你们触摸对方吗？"我问，虽然我已经知道答案了。

"一直都会。"她答道。

"你们拥抱吗？"

"是的。"吉米说。

"很多吗？"

"是的。"他们异口同声地说。

"嗯，这必须停止。"

他们睁大眼睛看着我。这是他们在两人关系中一直强调和珍视的一个方面，而我要他们从这方面离开。但是，坎迪斯的回应让我知道，我找到了问题所在。

"你不知道你对我做的是什么。"坎迪斯说，"我对触摸非常敏感。对我来说，触摸很重要。任何人的触摸我都愿意接受，甚至是陌生人的。我会为了触摸出卖自己。"吉米补充说："上周我们回我家的时候，我母亲最好的朋友揉她的肩膀。我当时在想，揉肩膀的那人是我还是那位莫纳汉夫人对她来说有区别吗？"

"所以，这将是本次心理咨询的目标。"我插话道，"我们要区分出吉米和莫纳汉夫人。"

我让他们不要彼此碰触，这给了坎迪斯空间，让她去追逐吉米，反过来又会让吉米感觉自己被需要。"我要讲清楚，不要触碰，不能轻吻也不要接吻，不要按摩，不要抚摸，都不行，不好意思。但你们可以写便条，可以用眼神交流——其他的什么都可以。因为你已经用深情浇灭了欲望之火，让它没有办法点燃。"坎迪斯愿意按照我的方法去做。"好。"她同意了，"这很可恶，但是一个好主意。"

我想没有什么比他们遵守我的嘱咐的那段日子更难熬的了。虽然坎迪斯说过她会"为了触摸而出卖自己"，但我总怀疑吉米会是第一个打破协议的人，因为他冒的风险更大。多年来，他一直在心底积压着无法释放的愤怒，因为他从来不知道如何对爱人发怒——如何既愤怒又亲密。在克制的背后，在甜蜜的爱抚背后是吉米的恐惧，他害怕愤怒会不可避免地导致分离。果然，在最初的几个星期中，吉米常常违反规则，所以我告诉坎迪斯，要更严格地遵守"不触碰"的规则。我一直在想着提高"赌注"。最后，吉米终于能够遵守规则，他说："一个月之后，我什么都不想对她做了。"

卸下感情这个防护层，这个方法比我预想的更有效。"安全感可能无法吸引我。"坎迪斯承认，"但我以往一直在依赖安全感。过去的几个星期里他和我之间有了距离，这真的很不舒服，我们不习惯这样子。我得到了我要求的东西，但现在我不知道这是不是我真的想要的。"

坎迪斯与吉米构建的亲密关系，阻碍了任何形式的冲突发生。所有的张力都在他们的性僵局中体现出来。那是他们仍保持个体差异性的地方。通过打乱他们之间情感和谐但性平淡的关系，我希望引入并增强一种差异感，因为如果没有差异性，欲望就无法出现。

几个月后，坎迪斯和吉米告诉我，他们注意到变化发生了，但他们还有很长的路要走。"在很多方面，我们的爱情拥有了那么多，我知道我们有很多需要感谢的。"坎迪斯告诉我，"但我们也明白了，亲密并不意味着永远不吵架。这很滑稽，因为我们引以为傲的亲密实际上是一种问题。"

听着坎迪斯的话，我突然意识到，"安全"这个词不止有一种解释。心理学家维吉尼亚·格尔登准确地区分了"永恒温暖的疲软安全感"和"动态的安全感"，在后一种情况下，伴侣之间不断地吵架，又能在争吵之后相互原谅，他们的关系充满一系列的裂痕和修复。拥有攻击性（而不是消除它）能使性张力自由迸发，而且攻击性本身也可以带来安全感。

给彼此一个秘密花园

在划时代的著作《第二性》中，作者西蒙·波伏娃（Simone de Beauvoir）写道："情欲是走向他者的行动，这是其本质特征。"然而，在我们建立亲密感的努力中，我们经常设法消除差异性，因而消解了欲望繁盛的空间。我们追求亲密关系，让自己免于孤单；但创造情欲的必要距离就意味着退一步，走出与爱人的亲密带来的舒适区，让自己感觉更孤单一点。

我认为，我们容忍爱人彼此的独立性，以及容忍由此滋生的不安全感，是维持爱情中兴趣和欲望的前提。换言之，伴侣之间需要达成这样的共识：无论我们多亲密，每个人都要保持充分的独立。如果培养独立性这种说法听起来太刺耳，我们可以看作是培育自我的意识。法国心理学家雅克·莎乐美（Jacques Salomé）认为，人需要建立与自我的亲密感，用以平衡与伴侣之间的亲密关系。当一个人突出与自我的联系，而非远离爱人时，这个人便获得了美感。在我们共同的亲密关系中，我们做爱、孕育孩子，我们分享有形的空间和兴趣。事实上，我们在把重要的生活内容相互融合，但"重要"并不意味着"全部"。与自我的亲密划定了一个私人区域，这个区域需要宽容和尊重。它是一个空间——物理的、情感的、智慧的空间，但它只属于我一个人。爱人之间没必要分享一切，每个人都应该有自己的秘密花园。

爱让我想知道你的一切，欲望却需要神秘。爱要缩短我和你之间的距离，而欲望的迸发需要距离。如果说，重复和熟悉会让爱人之间彼此更熟悉，情欲则因为重复而麻木。情欲依赖于神秘、新颖的感觉，乃至意外的惊喜。爱是希望拥有，欲望则是一种渴望。欲望是渴望的表达，也就是说，渴求不易得到的东西是欲望得以存在和维持的前提。至于激情，其立足点是"更美妙的未来"，而不是"曾经拥有过什么"。但是，很多伴侣之间的激情都在长期以来的"亲密无间"中降温，直到无法重新点燃欲望的火焰。他们忘了，欲望的火焰需要空气。

在我们的时代，
爱情需要被重新发明。

扫码免费听《爱的多重奏》，
20 分钟获得该书精华内容。

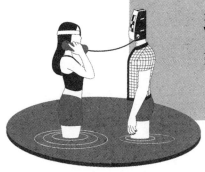

MATING
CAPTIVITY

第 3 章

现代的亲密陷阱

交谈不是亲密的唯一途径

> 我们没有秘密，我们告诉对方一切。

——卡莉·西蒙（Carly Simon）
《我们没有秘密》（*We Have No Secrets*）

当我母亲谈到感情时，关于亲密关系，她没有什么要说的。"在婚姻中你需要做好两件事，"她告诉我，"你要让婚姻长期、平稳地进行下去，你还要能够作出妥协。很多情况下，你要证明自己是对的并不难，但如果一味追求正确，你会变得很孤独。"再看我的父亲，他一直都不像母亲那样实际，他在表现爱的方面做得极好。他会公开地用亲吻、礼物和关注来表达对母亲的喜爱和崇拜。但是，如果我问他，他和母亲之间是否亲密，他会疑惑地看着我，表示不知道我在说什么。他明白什么是爱、什么是伴侣关系，而这些隐秘地包含了亲密无间。

对于我父母和他们那一代人来说，他们不懂得谈论亲密的现代话语。他们之间的关系远远算不上完美——他们可能会为各种原因去进行心理咨询，但"让彼此更亲密"这个概念对他们来说是陌生的。

在歌剧《屋顶上的提琴手》（*Fiddler on the Roof*）中，当泰维亚告诉他的妻子格尔德，他将允许他的女儿嫁给她爱的男人（而不是他为女儿选择的人）时，他的决定是基于这样的想法："这是一个新的世界。"
的确，在这个新的世界里，人们为爱结婚，而以前泰维亚在结婚当天才
见到格尔德。泰维亚的父亲告诉他，他会慢慢学会爱她。25 年后，看
到女儿炽热的爱情，泰维亚问他的妻子，一起过了这些年，她是不是爱
他。格尔德在她的答案中列出了一个长长的清单，列出了两人共同经历
的事情，她用美丽的抒情语言描述了"旧世界"里人们对爱情和婚姻的
看法。她为他洗衣服、挤牛奶、一起分享他的床、一同挨饿、与他打
架、为他养育孩子、打扫房子、为他做饭。"如果这不是爱，会是什么
呢？"她问。但无论如何，在歌剧结束时泰维亚承认："25 年后知道你
爱我，我很高兴。"

格尔德描绘的婚姻图景并不符合我们今天西方社会通常称作的亲密
关系。我们会更倾向于把它称为家庭生活（褒义的表述）或旧时代的压
迫（贬义的表述）。在过去，婚姻是一种非常务实的制度，爱是可有可
无的，伴侣之间的相互尊重是婚姻中必不可少的。男性和女性在别处，
主要是在同性关系中寻找自己的情感寄托。男性通过工作和娱乐，而女
性则是通过养育子女和邻里往来。在婚姻中，爱情可能会慢慢产生，但
是对于家庭并不是必不可少的。婚姻主要是经济和生计问题，是一生共
同生活的伙伴关系。而今天，婚姻可以自由选择，婚姻的承诺源于爱
情。亲密不再是过去那种长期共同生活的副产品，而是婚姻的必需品。
在友伴式婚姻（彼此不承担任何法律义务）中，信任和感情取代了尊重
而成为关系支柱，亲密的中心地位不容置疑。

对亲密关系的群体性狂热

家庭心理咨询师莱曼·怀恩（Lyman Wynne）指出："只有在亲密关系变得难以实现之后，亲密才成为被大家公认的心理需求。"确实，工业化的来临以及随后很多"后现代"城市的崛起，引发了社会结构的重大转变。工作和家庭被分开，与此同时，我们变得更独立也更寂寞，更需要有意义的人际关系。

相反，以往当人们生活在紧密的社会网络中时，他们更追求自己的空间，而非相互进行亲密的对话。当祖孙三代住在一个屋檐下，每个人都知道自己的位置时，家庭成员更容易遵守礼节，保证别人的自由和决定权。虽然大部分东西是共享的，但每个人都有一些私人的东西，一个私人角落：最喜欢的咖啡杯，一个靠窗的座位，或者安静地在厕所看书。从东京到吉布提，再到纽约皇后区，生活在一个大家庭里的人们，或者由于经济条件限制被迫住在一起的人们，往往不会寻求更亲近的关系。当人们的生活彼此交织，就不存在要超越的距离感，他们也完全没有兴趣接受西方中产阶级理想的亲密关系，因为他们与家人的生活本来就已经交织在一起了。

亲密关系已成为日益孤立的现代人的稀缺品和奢侈品。有些时候，我们"伸出手去，触碰他人"的欲望已经达到了宗教狂热的程度。就在今天早上，在我写下这些想法的时候我家的电话响了，我没有去接。随后我的手机就响了，马上我的电脑发出了提示音，提醒我有新邮件。在我的个人电话也发出刺耳的声音之后，我放弃了接听，不让自己被别人"接触"到。在能够即时通信的世界，我们希望所有这些小玩意儿能加强我们之间的联系，希望各种各样的技术设备和手段成为人与人之间关系的补充。在社会的狂热之下，被掩盖的是人与人接触的渴求。

重新定义"亲密"

有趣的是，虽然我们对亲密的需求已变得十分重要，我们培养亲密的方式却变得更狭窄了。如今的伴侣大都不再一起犁地、做工，现在，我们主要是以谈话的方式来进行沟通——我们用赞美的言语来进行交流。我将它戏称为"我说，故我在"。我们天真地以为，我们的本意可以通过文字得到最准确的传达。许多存在亲密关系障碍的伴侣都完全同意上述流行理念，他们会抱怨说："我们并不亲密，因为我们从来不聊天。"

在我们这个信奉沟通的时代，亲密已经被重新定义。亲密不再是随着时间的推移而培养出的深刻的了解和熟悉，事实上，在长久以来的过去，亲密完全可以在沉默中产生。相反，我们认为亲密主要是一个对话的过程，它涉及自我揭露，还有在彼此信任的基础上，分享我们最个人和私人的东西——我们的感受。当然，亲密既包括聆听也包括诉说。聆听这些分享的必须是一个充满爱的、包容的、无偏见的伴侣，一位懂得移情并认可对方的"好听众"。我们想要自己被完全了解、完全认可、完全包容，我们希望我们的分享能得到回报。

现代亲密关系强调对话并非巧合，它是随着女性经济独立的发展而出现的。当女性不再在经济上受缚于丈夫，在社会层面上也就没有义务忍受不幸的婚姻，她们对婚姻质量的期望就会更高。无法改变的痛苦的关系变得不可接受，取而代之的是女性期望一个双方都满意的情感联系。男性也享受到了变化后的好处，男性不再是家庭唯一的经济支撑（在原来婚姻中男性要做的苦差事）。

在当代有承诺的长期同居关系中，女性的影响是无可置疑的。当社会需要新的联系时，女性带着她们高超的交际智谋加入其中，对此已经有很多文字去解释女性在情感上卓越的口头表达能力。对于我们的目的，我只想说，在几个世纪中，无法享有权力使女性成了建立关系方面的专家。女性的社会化依然强调关系技能的发展。

现在我们的生活比起以往任何时候都更需要极大的适应性。在忙碌生活的压力之下，我们必须能够保持紧密的关系。伴侣双方都要敞开心扉、坦诚对话，这是满足现代关系需求的必要条件。

为什么男性不愿敞开心扉？

虽然如此，强调"亲密谈话"仍然存在问题，这背后有许多原因。话语霸权已经转向，演变成一种女性的偏见。这一次，男人处于劣势地位。很多人都认为，男性应该去表现、去竞争，要表现得无所畏惧。在所谓的美国男子气概中，表达感情的能力不是什么被赞扬的品质。我敢说，它甚至不被认为是可取的——至少，现在不是。当谈到爱的关系时，"亲密谈话"不可避免地让许多男性手足无措。在这方面，他们患有一种慢性的"亲密不足"，需要不断地修复。

因此，许多男性既有着理性的自我控制，又在感情生活中"刀枪不入"。我同时还发现，这些限制导致许多男性通过其他方式来自我表达。在缺乏语言表达能力的情况下，身体成为一种重要的语言，成为他们表

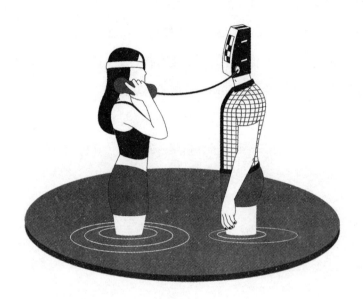

女性偏爱与伴侣进行"亲密
谈话"，这让许多男性手足
无措。男性更愿意使用身体
语言。身体是我们的原始母
语，而且对于很多男性来
说，这是唯一没有变质的亲
密语言。

达情感亲密的渠道。虽然已经有很多人写过男人在性方面具有攻击性的表现，但这也帮助他们恢复了更为脆弱的一面（这一面被认可得极少）。身体是我们的原始母语，而且对于很多男性来说，这是唯一没有变质的亲密语言。通过性，男人无须让自己难以启齿的需求受缚于语言，就可以重新找到纯粹的乐趣。

亲密谈话的爱好者（常常是女性，但不一定全都是女性）往往很难辨识其他表达亲密的语言，因此，当她们的爱人不愿吐露心声时，她们会产生被欺瞒的感觉。"你为什么不跟我说话？"她们质问着，"你什么事都不告诉我，你是不相信我吗？我希望成为你最好的朋友。"在这种情况下，压力始终在不愿谈话的一方，而主张亲密交谈的一方则没有压力去改变、去使用其他沟通的方法。这种情况使非语言沟通的重要性降到最低，比如为对方做的好事情、细心的手势，或以合作的精神共同参与某项活动。事实上，当无法使用语言的时候，一个可爱的微笑，或时间刚好的一次眨眼，就可以表达认同和默契。

我的一个老朋友——埃迪，他曾经因为无法做到"敞开心扉"，而多次被他心爱的女人抛弃，恋爱屡遭失败。那些女人都认为，埃迪害怕做出感情上的承诺。

"我天生就不喜欢没完没了地说话，"埃迪对我说，"但是，如果我说得不够多，她们就不知道我到底想不想把恋爱进行下去，甚至认为我冷酷无情。"有时，他被女方纠缠得不耐烦，就会直截了当地回答："你问我爱不爱你？我每天都和你在一起，不是吗？你怎么能不知道我对你是怎样的感情？难道非要我把一大堆无聊透顶的甜言蜜语一遍又一遍地对你说，才能表明我对你的感情吗？"结果，埃迪一次次地失去了爱情。

之后，他偶然遇到了他后来的妻子纪子。当时，纪子几乎不会说英语，而埃迪也不会讲日语。他们在恋爱时几乎不交谈。12 年后，他们已经有了两个孩子，感情一直很好。

埃迪回忆起当时的情景，对我说："我真的觉得，当时我和她不能用语言交流这件事，反而让我们之间的感情进展得更加顺利。只在那一次，我没有感受到压力。我和纪子要用其他的方式来告诉对方，我们多么地爱对方。我们常常为对方做饭，帮对方洗澡。我会为她洗头。我们一起欣赏艺术。我记得有一天，我在大街上看到柯蒂斯创作的雕塑。柯蒂斯是一个无家可归的家伙，他很疯狂却极有艺术天赋，回到家后我像表演哑剧一样尽力对她描述。我们不能说的东西，我们展示给对方，所以我给她穿上大衣，牵着她的手穿过城市。当她看见雕塑时，她的脸上绽放着异彩。我们不是没有沟通，而是通过交谈以外的很多方式进行沟通。"

不必知道对方的一切！

我不相信无限制地袒露事实真的能维持和谐、稳定的亲密关系。任何行为发展到极端都可能是荒谬的。埃迪和纪子的故事提醒我们，不用太多的交谈我们也可以很亲密，反之亦然——过于袒露自我的谈话也会让我们处于亲密关系之外。

在《爱欲狂》（*Bliss*）这部我非常喜欢的电影中，有一场激情做爱的戏——昏暗的灯光、模糊的身体部位和伴随高潮的呻吟声，随后，镜头立即转向一对夫妻接受心理咨询的画面。电影中的心理咨询师坚持认为夫妻双方应该知无不言、言无不尽，而那位丈夫有点难以接受。

心理咨询师："性生活方面怎么样？"

约瑟夫："你先说。"

玛丽："还行。我要坦诚地告诉你一件事，我的高潮是假装的。我本不想告诉你，我不想伤害你。"

约瑟夫："你从未有过高潮？"

玛丽："和你在一起时没有。"

心理咨询师："约瑟夫，玛丽能坦诚说出她的感受，这很重要。"

然而，这次"坦诚交流"的心理咨询反而加大了约瑟夫与玛丽之间的情感裂痕。显然，了解对方的一切并让对方知道自己的一切，并不总是能促进我们想要的那种亲密。如果说对话是促进亲密的方式，它也可能成为不可逾越的障碍。不用说，我不提倡这样的心理咨询方式。

我们往往会对亲密关系加上种种强制性的规定，一旦明显超出应有的度，就会令双方都产生被胁迫的感觉。在我的工作中，我见过有的人在没有征得情人的许可之前，就直冲入她的房间——他认为自己无须获得对方的准入许可，仿佛他们有权不受限制地查看对方的任何隐私。这种强制性使亲密关系成为一种入侵，而非亲近。"你得听我的。""照顾我一辈子，告诉我，你永远爱我。"在伴侣之间，此类极其荒谬的"情话"一直屡见不鲜。一些本该正常发展的、爱情中魅力和智慧的部分，被强加在不太喜欢口头表达的爱人身上。

戴维·史纳屈（David Schnarch）在他的作品《充满激情的婚姻》（Passionate Marriage）中巧妙地说明了，渴望亲密是如何使一个人把互惠原则强加给对方、以免遭到对方拒绝的。关于互惠原则的讨价还价是这样的:"如果你愿意的话,我会告诉你;我想要这样,所以你必须这样。"因为,我们不想陷入"亲密的孤独"。

有一些伴侣走得更远,他们混淆了亲密与关心。所谓的关心实际上是监视——调查伴侣生活的细节。例如,你中午吃的什么?谁打来的电话?你们都聊些什么呢? 这些问题表面上是表达亲密,实际上则是把无关紧要的细节与更深层的情感交流混淆了。我常常为此感到惊讶,有的伴侣可以谈论彼此生活中微小的细节,却很多年都没有进行过有意义的谈话。事实上,这种完全透明常常会导致好奇心的丧失,仿佛这一系列问题已经代替了更加关切和真正感兴趣的问题。

当分享不再是出于情感的冲动,而成了强制性的;当个人的界限不再被尊重,只有共享的空间是被认可的,而私人空间被否定;那么融合就代替了亲密,占有便取代了爱情。这也是性爱的死亡之吻。当神秘感被剥夺,当亲密排除了任何探索的可能性,亲密就变得残酷。毕竟,没有什么需要隐藏,也就没有必要去寻找。

为什么女性经常遭遇性压抑?

如果说,在培养亲密的诸多方式中,语言至高无上的地位带来的一个后果是男性处于劣势地位,那么,另一个后果就是,它使得女性的性欲被压抑。换言之,它否定了女性身体的表达能力,这种情况使我感到很无奈。将语言作为亲密关系的主要途径,实际上强化了这样一种观念,即女性的性欲只有根植于亲缘关系中才是合法的——只有通过爱,女性的性欲才能得到救赎。

从历史上看，女性的性欲与智慧从未得到结合。女性的身体被控制，性欲被遏制，似乎唯有这样才可以避免她们对男性的美德产生腐化的影响。女性气质常常与纯洁、牺牲和脆弱有关，只有符合这些特征的女性才被认为是具有良好道德的女性。与之相对的是"邪恶的女性"，那些针对女性的、带有侮辱性的称谓（如婊子、荡妇、妾、女巫）是粗俗、肉欲、贪欲的象征，"控诉"了女性用尊严交换感官肉欲的行为。而旺盛的性欲则是男性独有的权利。为此，女性不断试图摆脱男权社会中道德和欲望的分裂，至今仍然在与这种不公作斗争。当我们赋予口头语言特权而无视身体的语言时，我们在共同置女性于束缚之中。

语言交流不是建立感情的唯一方式

谈到用身体语言进行交流，米奇和劳拉处于两个极端。劳拉把米奇描述为典型的性痴迷型男子，无论劳拉感觉如何，他都要求行使他的权利。"他唯一想靠近我的时候，就是他想要做爱的时候，而且他总是想要。"劳拉愤愤不平地说。

劳拉性格固执，在两人的日常关系中比较霸道。米奇认为劳拉是一个性压抑的女人，他说，劳拉多次以难以说清的厌恶或蔑视的表情拒绝他。"她拒绝我的行为，就好像觉得我是一种原始的动物，每次我触碰她的时候，她都想远离我。这让我感觉很糟。"他诉苦说。

对劳拉来说，她的性爱观念是她小时候所受教育和家庭限制的总和，她的身体集中了各种禁忌和焦虑。像她那一代（现在她 50 岁出头）的许多女孩一样，她从小就相信自己可以是聪明或者漂亮的，但不能二者兼得。她唯一记得父亲对她外貌的评论是关于她的胸部发育的。而她的母亲近乎扭曲地警告她说,她很幸运长得不算漂亮,因为男孩们心里想的只有那件事。成年后,她穿衣服会把自己遮得严严实实,即使在夏天也穿高领衣服;如果有人称赞她的外貌,她会觉得自己被贬低了。对她来说,性唤起的是恐惧,她从来没有享受到身体的快乐。

对米奇来说,性则是一个完全自由、不受拘束、感觉平和的地方。不过这种感觉没能一直持续。米奇发育较晚,笨拙而不擅长运动,但有两件事情使他的青春期充满了希望:他是一个优秀的舞蹈者,以及他真诚地喜欢女孩。18岁那年他爱上了希拉里,一位大学四年级、对性有很多了解的女孩儿。他初尝性爱时的感觉非常棒。不幸的是,在他结婚后,以前总让他充满自信和喜悦的性爱却开始让他觉得很糟糕。与此同时,劳拉的激情已经完全丧失,不仅感觉拘束,而且充满内疚。

我鼓励米奇和劳拉要站在对方的角度更多地去倾听对方。米奇开始明白,劳拉对他身体的疏远并不是针对他的,这缓解了他被拒绝的焦虑,无法取悦劳拉的痛苦也减轻了。虽然米奇对劳拉的欲望很明显是源于爱情,但米奇需要帮助劳拉相信,他是真的喜爱她,不是在自私地追求个人欲望,而是渴望两个人的结合。

劳拉也开始理解米奇的一些行为:当米奇无法用言语传递情感(正如这总是在情感领域发生的一样)时,他用自己的身体传递。以前她总是认为米奇"对床上的渴望"几乎和她没什么关系,那只是原始的身体释放。而当她聆听米奇的想法后才了解到,米奇需要用肉体来表达他的柔情,表达他对亲密的渴望。只有在性中,米奇才能感到情感的安全。劳拉要求丈夫和她一样使用非身体语言,排斥丈夫的感性语言,这扼杀了丈夫对她"说话"的能力。她看不到丈夫真正的样子,同时,她助长了自己所抱怨的行为。当丈夫米奇被迫使用一种简短的语言来表达爱意时，那个浪漫的爱人形象消失了，取而代之的是"恶棍"的形象。接下来的发展我们可想而知——双方的关系只会越来越差。

米奇和劳拉体现了"身心连续体"的两个极端。而很多其他的夫妻和情侣，也常常位于这两个极端。对有些人来说，身体像一个监狱，他们觉得束缚、不自在，也会自我批评。身体是一个压抑的地方，让人尴尬和紧张，没有玩耍和呼吸的空间。对他们而言，语言比手势和动作更能带给他们安全感，这些人把语言当成避难所。当与别人沟通时，他们更喜欢使用言语这种方式。还有另外一些人，对他们来说，身体就像一个游乐场，在那里他们会觉得自由、不受限制。他们保留了儿童时期那种充分栖息于自己身体的能力，在身体的领域，他们可以放松，不必负责任。在伴侣关系中，他们往往想要更多身体上的亲密，特别是在做爱时，他们能够借此逃脱内心的烦躁。对他们来说，性是一种解脱，能使焦虑暂时休止；而对于更倾向于用言语表达的伴侣来说，性反而是焦虑的来源。

作为一名心理咨询师，我力求使每一位前来咨询伴侣之间亲密关系的客户，都能够熟悉自己伴侣的"无声语言"。劳拉的成长经历剥夺了她辨认身体语言的能力。像许多女性一样，她要与多年来压抑女性性欲的力量作斗争，那股压抑的力量使女性在性生活中处于被动地位，习惯依赖男性来引导和带领她们开始性体验。尽管现在劳拉获得了经济和职业的独立，但在性方面她仍然处于依赖状态，她让米奇自己去弄清楚她到底想要什么。而在沟通中，我们发现了欲望和拒绝、渴求和无欲、满足和压抑之间曲折冲突的关系。我邀请劳拉展开她的幻想，做自己欲望的主人，为自己的性满足负责任。我引导她关注她自己的身体，去突破关于性的警觉、内疚和否定心态。我想知道，她可以用眼睛直视她的母亲，同时仍然保持自己作为一个感性的人的感觉吗？她可以沉醉在她自己的情欲中，宣布"好姑娘"的旧观念正式作废了吗？

我告诉米奇和劳拉，他们被困在想象贫乏的语言中，那里的词语太有限，无法包容他们的性爱生活，米奇哭了出来。"我没有生气。"他提起了所有那些挫折和伤人的话，他说，"我非常伤心。"我请劳拉抱着他，然后我离开房间几分钟，给他们机会，让他们通过纯粹的身体接触来交流。

可是当我回来的时候，他们远远地坐在沙发的两端，几乎要掉下去了——两个人之间是巨大的鸿沟。当我问他们发生了什么事，他们就立即倒退到"我尝试了，可是事实上却……"的和原先一样的相互指责中，而这种指责也是他们到我这里来求助的原因。"我试过了，但他……""如果她没有……我不会……"我意识到，我的干预更多是在表达我自己的期望，而非他们的意图。他们还没有准备好。

更多的交谈也无济于事，于是，在接下来的几个月中，我尝试了几种不同的方法——其中大部分方法都依赖于身体接触，而非口头交流。

我让米奇和劳拉牵着对方的手在房间里走，尝试不同的"领导与顺从"的情景模拟，其中包括两个人之间的合作、抗拒、主动要求、被动接受等。例如，我安排他们中的一个向后跌倒，落在爱人张开的手臂中，或者他俩面对面站着相互推手。随后，我请他俩分别模仿对方的动作。在完成这些游戏后，我与他们的对话变得更能揭示问题，不再有批判性，甚至变得有些俏皮。这种"身体交流"的方式打破了他们情感的僵局，也让他们认识到他们之间相互抵抗是毫无意义的。

"我可以让他亲近，"劳拉承认，"但不要太近。我相信他，但只有这么多。我总是有所保留，不是吗？"

"当你怀疑自己是否性感，你就很难相信米奇对你有欲望。"我继续解释说，"把问题归咎于他当然更容易——还有，公平一点吧，他给了你很多空间——而面对自己的怀疑则要困难得多。"

多年来米奇一直指责劳拉在性方面的被动，现在他也有了一些新的体会。"我想，我也不是很有创意。当我们做那些练习时，我引领她的时候我会觉得不舒服。我讨厌承认这一点，但我最喜欢消极抵抗。在那种状态下我觉得很成功。"我提醒米奇，当他和初恋希拉里在一起时，是希拉里在引导他。"在身体方面，你的确表达得更好，但是你非常依赖一个强大的爱人来让你感到安全。到目前为止，劳拉不是这样的。"

当米奇和劳拉初次登门时，我并不愿意为他们做心理干预。然而，他俩都说我是他们最后的希望，是他们在二十多年里遇到的最出色的心理咨询师（此前，这对伴侣曾向不可胜数的心理咨询师求助，都没能解决问题）。多年来，这对伴侣一直试图用语言沟通来寻找出路。显然，那没有奏效。相反，他们进入到一种口头的"推搡"中：他们相互防御、敌对，又完全融合。他们有大量的自我表露，但远远谈不上亲密。

我很清楚，不能让自己仅仅局限于用语言进行沟通——谈话已经变成了诉苦，这是毫无成效的。那些练习为我提供了一种替代的方式，去重新审视他们的关系。他们将问题用肢体语言表达出来，为我们提供了一个新的"阅读文本"。这些练习是新奇的，足以刺激他们，打破他们的防御。他们的交流将进入新的领域。

在我与他们沟通的过程中，我强调亲密关系不是铁板一块，也不是始终不变的。亲密是间歇性的，即便是在最美满的关系中也会有潮起潮落。家庭心理咨询师凯斯·威加顿（Kaethe Weingarten）提醒我们，不要再把亲密看作感情的静态特征。她认为，亲密是一种高质量的情爱互动，它更容易发生在每个人都自感孤立之时，而各种甜言蜜语——包括长期的承诺，都不是亲密关系的必要条件。比如舞伴的协同、飞机上陌生人之间突然的认同感、共同见证一场灾难的团结、重症患者或灾难幸存者之间的相互认可，都与亲密关系有着很大的共通之处。在专业人士和他们服务的群体之间，也存在着某种意义上的亲密关系——比如医生和病人，心理咨询师和来访者，脱衣舞娘和常客，都会出现这种关系。虽然我们期望在长久感情中体验到上面这些零散的认可时刻，但它们不一定具有整体性，这些时刻可以是偶然的、自发的、没有后续的。了解到威加顿的想法后，我不会再把一段感情看作是亲密的或不亲密的，相反，我会追踪在一段时间内，一对伴侣的亲密动态关系。

有时，感情的编织是通过谈话完成的，但并非所有人都如此。为爱人制作一个书架，为妻子的车换雪地轮胎，学着做鸡汤之类的美食，这些都是在编织感情。在电影《屋顶上的提琴手》中，妻子格尔德提醒我们，随着时间的推移，即使是普通的日常活动也可以编织出丰富多彩的感情联系。前面讲述的埃迪和纪子是伴侣之间非语言沟通的成功典范，他们用事实告诉我们，除了语言之外，表达爱还有其他方式。而反观很多其他的伴侣，即使他们彼此间喋喋不休，绝大多数的话语也都没有真正说到对方的心坎里，甚至更容易制造误解和矛盾冲突——如果我们只看重对话中透露的东西，效果会适得其反。在这个可以用任何方式联络的时代，我们要认识并尊重与他人建立情感联系的多种方式。

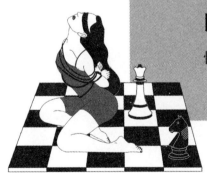

MATING
IN
CAPTIVITY

第 4 章

卧室政治

性爱的游戏规则

在没有法律、更无法驯服的情欲关系中，没有什么绝对的"权利法案"。

——达芙妮·梅尔金（Daphne Merkin）

　　几年前，在我参加一次心理学会议时，一位发言者讲述了一对前来寻求心理咨询的夫妻的故事。他们前来进行心理咨询，是因为性生活质量的急剧下滑。此前，他们在性爱中扮演的是"控制"与"服从"的角色；而现在，他们的第二个孩子出生后，妻了希望有更多的传统性爱，但丈夫更喜爱过去他们做爱的风格，于是两人之间出现了问题。针对这对夫妻性生活问题，那位发言者采取的解决办法是，要求他们设法面对婚姻的新动态，还有他们作为父母的新身份。但在随后的讨论中，与会者更关注他们性爱生活中那令人不安的控制与服从的关系，而对他们的整体关系兴趣寥寥。

　　一些与会者提出疑问：这位丈夫在性上物化妻子、妻子渴望服从背后的原因是什么？有人猜测，也许母性本能使妻子恢复了尊严感，所以她后来拒绝那样的贬低。有人提出，这种僵局反映了长期存在的性别差异：男性倾向于追求独立性、权力和控制，而女性渴望爱的联系和连接。

还有一些人道出了现代人的普遍观点：夫妻需要更多的同理心，以抵消他们之间的权力不平等，尤其是丈夫对妻子的控制欲望。这些言论背后的潜台词是，丈夫控制妻子是对女性的侮辱，是否定两性平等的观念的，是良好、健康的婚姻的对立面。

在谈论性的两个小时里，这一组人没有一次提到快乐或情欲，所以我终于开口了。我说，我不知道我是不是唯一一个因大家忽略这一点而感到惊讶的人，毕竟，性爱需要伴侣双方的完美互动。也许那位妻子不愿意在做爱时再被丈夫支配，是因为现在她的孩子使她有了更大的束缚感。难道在座的人没有自己的性喜好，并且觉得自己没有必要解释或者为此辩护？为什么要自动地认为，在夫妻的性爱游戏中一定会有某些侮辱或者病理的东西？更重要的一点是，一个女人愿意在性爱中处于服从地位，这对于"政治正确"的观念是不是一个巨大的挑战？想象一个强壮、给人安全感的女性愿意在性幻想中扮演服从的角色太困难了吗？认可这个事实会削弱女性的道德权威吗？也许与会者担心，如果女性的确透露出这种愿望，她们会以某种方式认可男性在所有领域的统治地位——例如商业、职场、政治、财务等方面。也许性游戏中的控制和服从、征服和奴役、侵略和投降等（不管夫妻分别扮演哪种角色）角色无法与公平、妥协、平等这些支撑现代婚姻的理想观念相容。

作为一个并没有完全融入美国社会的"局外人"，我感觉到，在那次会议上我观察到的大家的态度背后，反映出更深的文化预设。恐怕，大多数参加讨论的心理咨询师都认为，即使是双方同意并且完全没有暴力，这对夫妻的性爱方式也太过狂野，甚至是有些病态的"性怪癖"。总之，他们认为这样做是不对的，也是对婚姻和家庭这个严肃问题的不负责任。这样的论调，仿佛在说在成年人相爱、负责任的感情中，那些略微偏离常规的性幻想和性游戏，特别是涉及侵略和权力的性游戏所带来的性快感和情欲是不恰当的。

会议结束后，我与来自南美、中东和欧洲的针对夫妻关系的心理咨询师进行了激烈的讨论。我们意识到，对美国的性观念，我们都感到有点不合拍，但明确提出是由什么文化差异导致的并不容易。在性表达中充满了禁忌，要进行概括十分不易。但如果要我斗胆提出一个初步的观点，我会说，平等、直接、务实等信条作为美国文化的核心，不可避免地影响了我们对爱和性的思考与行为。另一方面，拉丁美洲人和欧洲人对爱的态度往往反映出他们自己的文化价值观，更多地带有诱惑、注重感官享受的色彩，他们还有"互补"的观念，即"偏好不同但地位平等"，而不是绝对相同。

男女平等的"副作用"

我认为，那些最为进步的现代社会理念，例如对民主的热爱，渴望平等并寻求共识、妥协、公平和相互容忍，如果把它们一丝不苟地照搬到卧室里，就会让性爱变得十分无趣。"性事"的规则不能照搬好公民的行为守则，而且，虽然开明的平等主义是现代社会的最大进步之一，但它也让人们在"性事"上付出了代价。

伊丽莎白花了 20 年时间，促使她的丈夫维托从意大利南部的大男子主义，转向纽约郊区主张平等的女性主义。当我听到维托依偎在妻子伊丽莎白的身旁，用一种仍然带着《教父》里的意大利黑帮老大的口音说"我认为我们是极好的伴侣"时，我知道在他身上已经发生了极大的文化转变。

伊丽莎白 45 岁左右，她形容自己是一个"超级负责"的人。她在一个学校里从事心理干预工作，负责那所小学 400 多名小学生的心理健康，在家里她也负责大部分的事情。"我一直在做正确的事，我一直是以工作为导向的。我会列一个清单，并照此执行，在某些方面，这样做有很好的效果。我总是承担协调员兼救火队长的角色，上班时似乎没有什么让我可以放松休息或者把责任分担给其他人的时候。"伊丽莎白停了一下，腼腆地笑了笑，接着说，"然后，我遇到了维托，我发现我被性爱中受对方支配的感觉深深吸引了。它可能不符合我以前对自己的定位，也不是别人眼中的我，但这是真的。"

"因为在性爱中你可以放心地让自己失去控制？"我问。

"是的。"

"在性爱中，我不用做任何决定，也不必觉得要对别人负责。""对我来说，性爱就像是一个假期。"她说，"我不用化妆，不用接电话，不必负责。这就像一个美好、遥远的岛屿，远离我的平凡生活。我可以走出我的世界，变成别的样子，带着性感和一点点的野性。"伊丽莎白希望被操控，希望维托告诉她做什么。她仿佛通过自身的情欲，纠正生活中的不平衡，补充了一些重要的东西。她享受在被支配的状态下那种放任自流的感觉。我想补充一点，这种禁区内不平等的性爱游戏也是在给伊丽莎白充电。

"当他带着强迫的意味抚摸我，让我觉得性感，也加剧了紧张的感觉。仿佛他是那么渴望我，以至于都没有办法控制自己。"伊丽莎白说。维托马上补充说："她也控制不住她自己。当她服从的时候，我意识到我无法抗拒。"

暴力、强奸、贩卖人口、儿童色情作品、煽动仇恨等现实社会残酷的侧面，要求我们必须严格控制弥漫在性政治中的权力滥用。然而诗意的性爱，却常常是"政治不正确"的——它通过权力游戏、角色逆转、不公平优势乃至专横的要求和诱惑，为双方带来微妙的混合着痛苦的快感。在美国，无论男性还是女性，在女权运动和平等主义思想的塑造下，常常发现自己无法面对两者之间的矛盾。他们担心，即使是在成年人之间彼此自愿的情况下，性爱领域的权力不平衡也可能推翻尊重他人这一人类关系中至关重要的观念。

我绝不是在呼吁开历史的倒车，更不想故意同女权主义唱反调。任何对现代社会伴侣和性行为的讨论，如果没有认识到女权运动对美国家庭的有益影响，都会犯下倒行逆施的错误。女权运动试图消除根深蒂固的性别不平等，挖掘包括性行为在内的全部生活领域中支持男性统治的社会结构。它质疑并挑战社会对男性与女性的双重标准，在一点一滴的进步中，为男女平等打下了坚实的基础。须知，长久以来的双重标准都在单方面地要求女性的性忠诚，却无视男性的不忠诚，一方面宣扬女性的贞操观念，一方面又默许甚至鼓励男人"花心"。直到今天，在某些国家丈夫仍然可以杀死不忠的妻子而无须承担任何法律后果。在一些文化中，杀死不忠的妻子是丈夫在"戴绿帽子"之后"恢复名誉"的唯一方法。上述的现实，正是女权主义必须进一步普及和深化的必要性所在。

性别差异和随之而来的禁忌与禁令长期以来被视为绝对的真理，这在生物学界尤为根深蒂固，很多老一辈的专家都声称"这一切都是不可能改变的"。而当代的女权主义者则告诉我们，这些看起来无可争议的"真理"和"规范"其实是社会结构在强化长期存在的性别差异，而这种差异明显是有利于男性的。《我们的身体，我们自己》（*Our Bodies,*

Ourselves)、《女性的房间》(*The Women's Room*) 等畅销书都是这一思潮的代表作，其积极意义在于要在法律和心理意义上恢复女性的性所有权意识，并且使女性摆脱性压抑的束缚。除非女性摆脱了传统的与性相关的现实危险，女性的性快感才能得到解放，比如性病、强奸、意外怀孕带来的不仅是耻辱，还有毁灭，另外，孩子的降生也会带来很多前所未有的问题。

早期的女权主义者更关注女性的独立，而非性快感。她们认为，要先做重要的事。只要男性依然完全主宰商业和政治领域、女性在经济上依赖男性，只要照顾孩子的重担仍完全落在女性的肩上（即便是最平等的伴侣在这方面也可能会出问题），就谈不上解放女性的性欲。不可否认，美国女权主义运动在所有这些方面取得了重大进步，如果没有这些，就没有真正的自由，这包括性自由和其他的自由。

但是，这种进步引发了其他一些意想不到的后果。我无意贬低女权主义在人类历史上的重大成就，但我认为，过分强调平等和相互尊重的性爱（排除任何关于权力、侵略、越界的表达），与男女本身的性欲是对立的。

被禁忌的游戏

伊丽莎白和维托夫妇，多年来一直很努力地营造一个平等的婚姻关系，但性爱将他们引向别处。在感情关系中，伊丽莎白无法接受和维托的力量差距，可是在性爱中，这种力量差距会使她兴奋。起初，当伊丽莎白透露她的性爱偏好时，她非常尴尬。这不符合她无拘无束、强势的自我形象。"对于这一点，我挣扎了很久才接受。在很长一段时间里，我为自己的幻想感到不安。渴望被控制不是我的性格。我花了几年的时间才调和使我兴奋的东西与我的政治观念。在婚姻、孩子和职业生涯的某个方面，我意识到，现在必须停止躲藏、停止假装了，特别是要停止为我是谁、我在渴望什么而道歉。年纪大一些的时候，这会容易一点。我不觉得必须为自己辩解，也许这就是性解放的意义。"

很多女性很难接受她们性服从的愿望。但是，正是情欲允许我们走出自我。在性爱中，我们突破文化的限制，我们在阳光下努力遵守的禁令往往是在黑暗中渴望逾越的。在这个私密的空间里，我们可以放心地体验我们的禁忌。性幻想拥有突破理智、规矩和社会障碍的力量。

随着我阐释快感中的冲突，伊丽莎白看起来越来越安心了。我继续说："当然，没有什么比在'现实'中失去控制更可怕的了，但幻想的魔力就是，它可以让你超越日常生活的道德和心理限制。"性解放了我们，我们任由内心不羁地冲动，让内心被否认、可怕的那部分显现出来。犹太神秘主义学者莫迪凯·加夫尼（Mordechai Gafni）认为，幻想像镜子一样，我们把镜子放在前面，是为了看到我们背后的东西。通过它我们可以看到自己平时无法看到的部分。如果说许下承诺是我们以自由换取安全感，那么，情欲是我们重返自由的通道。在广阔的想象中，我们找到了自由，这使我们能够容忍现实的束缚。

在情感关系中，权力和控制的动态变化可能是非常有挑战性的，可是，当它被情欲化后，会变得非常令人向往。在性爱的熔炉中，我们为爱情加入了令人苦恼的部分——依赖、服从、嫉妒、侵略，甚至是敌意，并把这些转化为强大的兴奋来源。

我的一位男性咨询者奥斯卡，平时不能忍受被他专横的妻子指挥，

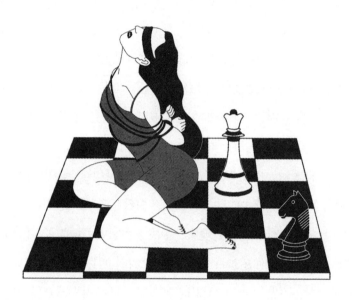

在性爱中，我们突破文化的
限制，我们在阳光下努力遵
守的禁令往往是在黑暗中渴
望逾越的。在这个私密的空
间里，我们可以放心地体验
我们的禁忌。

但是在性爱中，他愿意听从妻子的指令。当妻子大吼大叫指挥他怎么做菜时，让奥斯卡想起了小时候和妈妈在厨房的经历。可是，当卧室的灯关上，他就感受不到这种回忆带来的威胁。在家庭生活中他所厌恶的，成为在性爱中他所选择的。我的另一位男性咨询者麦克斯韦平时会精明地提防他漂亮女友的众多追求者，可是在性爱中，他会反复提起那些人。平时生活中的威胁变成了私密生活中的魔法，他把白日的害怕变成了夜间的诱惑。

前文中提到的伊丽莎白也是这样。那位责任感极强的女人喜欢在性爱中"放弃自我"，任由自己的一切被丈夫维托"掌控"。她不会觉得维托这样会给她压迫感，相反，她觉得自己被照顾着。而且，当"改变之后，他知道怎么做"时，伊丽莎白重新感觉到她对维托的尊重。维托的操控给她提供了一个安全的空间，在那里她可以释放她的欲望。这种权力失衡的感觉既安全又性感——既是保护又是解放。

打破性别枷锁

有人会说，伊丽莎白对屈从的欲望不过是对传统男性统治的认同。他们宣称，伴侣中一方主导和控制、另一方被动和无力的性爱安排本质上是等级制的，是压迫性的，更是父权制度在性爱中的重演。但是，犯人无法假装他们自己是囚犯，只有自由的人才可以选择假扮囚犯。我的想法是，能够扮演某个角色在某种程度上意味着你不会再被它控制。假扮游戏可以打乱性别区分的概念。对于伊丽莎白来说，在性爱中被控制本身就是一个颠覆性的行为，这实际上是一种解放。

　　马库斯先生也是如此。他负责一家大型国际软件公司的研究和开发部门，是一个典型的"A型人"：争强好胜、充满野心，而且公务繁忙。据我所知，他在飞机上的时间比在陆地上的时间还要多。在他工作的那个竞争激烈的领域，他的坚强意志和进取心使他成了天生的领导者。他的许多活动中都充满"权力"二字，这两个字也经常出现在他的谈话中。他最喜欢的运动方式是竞走，经常喝功能型饮料，吃高档的商务午餐，并且只要通过10分钟的短暂小憩就能迅速恢复精力。

　　可在业余时间里，他喜欢被人操控的感觉。每天下班后，马库斯终于结束了身为企业高管的工作，他会回到自己女友的家里。他的女友是个性格比他更强势的人，但是，与在性事上喜欢强势主导的女人在一起，马库斯可以得到充分的休息。当女友占据主动地位、占据控制者的角色时，他可以全然放松，因为他知道她能承受他强烈的欲望。这种"屈从"不仅在性爱中使他愉悦，也在情绪上滋养着他。像伊丽莎白一样，马库斯在性爱的镜子中体验到了自己平日被掩盖但很重要的一面。

　　在我们的文化中，被动常被视为女性和弱者的角色。因此，男性身上会产生巨大的情感冲突（对许多女性也是如此）。但是，这并不能把它从我们内心消除，也不会减轻我们对它的欲望。马库斯对屈从的恐惧有多大，他的渴望也就有多大。马库斯的性爱幻想允许他有限地处于被动地位，仿佛他安全地回到了母亲的怀抱。虽然马库斯对从心理学角度解释他的"动机"不感兴趣，但他的性爱偏好确实挑战了传统中男性在上的权力分配模式。

没有恨，爱将不复存在

现代亲密关系的维护者——那些知名的婚姻顾问和婚恋类畅销书的作者们，不断试图在有承诺的感情中消除棘手的权力问题。他们理想的伴侣关系是，在感情的每个领域双方都是绝对平等的，仿佛我们可以手持天平去衡量权力分配。我们许多人沉浸在这种公平和互利的意识形态中，拒绝任何让步。

但事实是，权力的争夺和由此产生的妥协与屈从，是所有人际关系中的重要组成部分。当它以权威、胁迫、恃强凌弱、侵略和苛责等直接的形式出现的时候，我们很容易辨识。那些强大的人会根据对方对自己意愿的顺从程度决定是否给予处罚或奖励。但也存在弱者的力量。顺从、被动、阻挡、逢迎，还有受害者道德上高人一等的感觉都是弱者力量的体现。权力之间的不平衡是不可避免的。

心理学家埃塞尔·珀森（Ethel Person）在《爱与力量》（*Feeling Strong*）中写道，我们最早是在家庭的权力网中认识到力量差距的。"所有的权力关系、所有主宰或顺从的欲望都有其心理学根源，那就是，我们都曾是面对强大父母的小孩子；也有其现实根源，即在一个失控的大世界里，我们感觉到自己的渺小，我们需要征服这个世界。"在童年时期，我们进行基本的权力战术训练：我们有我们的意志，父母有他们的意志；我们提出要求，他们会反对；我们为自己想要的讨价还价，他们告诉我们，我们可以拥有什么；我们学会抵抗，我们也在学习顺从。从最好的角度看，我们学会平衡，学会调解，学会理解。

所有这些权力关系也体现在我们成年后的亲密关系中，男性和女性都是如此。最开始使用权力时，男孩和女孩就有很大的不同。男性善于直接表现权力，女性则习惯间接表达权力，而这些差异也明显体现在性关系中。

作为成年人，我们控制性欲一部分是为了抗拒爱情固有的脆弱性。当我们把希望寄托在另一个人身上时，我们就是在强烈地依赖对方，同样我们的挫折和失望也会是巨大的。在爱情中我们越无助，蒙羞的可能性就越大。我们需要的越多，在没有得到的时候我们就越愤怒。孩子们都知道这一点，伴侣们也知道。没有什么人比我们的伴侣更能激怒我们了（也许父母除外，父母是我们从小就在依赖的人）。某种意义上讲，爱总伴随着恨。

虽然我们担心会过于依赖别人，但我们更害怕我们暴怒的情绪。我们通过错综复杂的关系和渠道，来控制愤怒的情绪，然而，最成功实现这种平和模式的伴侣一般都缺乏激情。当我们混淆主张与侵略，消除差异性，调整我们的期望，用理智消除敌意时，我们在强化一种平和的感觉，这会给我们安全感，却不会令人兴奋。斯蒂芬·米切尔提出，包容对方的攻击性的能力是爱的能力的前提。我们必须整合我们的攻击性，而不是消灭攻击性。斯蒂芬·米切尔解释道："浪漫的退化、欲望的减弱，不是因为攻击性污染了爱，而是因为无法维持两者之间必要的张力。"

理解对方的癖好

杰德低调而谦逊。他是一位建筑师，胡子刮得很干净，举止温和，说话文雅。他聪明又宽容，是那种从不让人难堪的人。但在性爱中，他完全是另一个人。杰德在十几岁的时候就知道了所谓的 SM（施虐与受虐的性爱游戏）。多年来，他已经习惯了把性爱作为释放攻击性的方式。他喜欢皮鞭、坚硬物体的表面、铁链，还有手铐。"我曾经是个害羞的人，我很不自信。但同时，我常常感到愤怒，却不知道如何发泄。我很害怕伤害别人，所以我一直压抑着。"

"我明白为什么 SM 如此吸引你，"我回答说，"你可以指挥别人，而且不用害怕伤害任何人。明确的指令和事先的协商使你觉得安全。在感情上，你往往把其他人放在首位；而只有在性爱中，你有了控制权，在这里你超越了他人的位置。你在感情中常常处于从属地位，SM 是一个聪明的解决办法。"

"没错，"他说，"但你也知道，我也会关注她们的需求。关键是，我在取悦她们。我希望她们想要，她们要真正投入进来，否则我宁可不要。"

多年来，杰德避免与女性确立严肃的关系，亲密感在他看来是种痛苦。他一直为自己曾是个怯弱的男孩儿感到困扰，他害怕感到无力或者依赖别人。"卡洛是我第一个爱过的女人，我并不觉得亏欠她什么，不会经常担心被这段爱情吞没。"

杰德在成长阶段一直很孤独，几乎没什么朋友。在青春期，他把大部分时间花在阅读科幻小说还有在房间听重金属音乐上。卡洛和杰德在同一街区长大，从高中起她才勉强对他有印象。卡洛很受欢迎，她漂亮而且性格外向。上学时，她曾协助编辑学生年鉴。"我不是得 A 的那类学生，但我有完美的值得人称赞的地方。"即使在今天，卡洛也有很多朋友，她是她的社交圈的枢纽。她是一个纪录片导演，事业处于上升期，而且有很多其他的兴趣爱好。

高中毕业 11 年后，他们在一次婚礼上遇到了。此时杰德已经学会用讽刺来掩盖他的羞怯，而卡洛被他的洞察力和不落俗套的幽默感吸引。这里一定不能忘了说，杰德这时已经变成了一个帅小伙。她要了他的电话号码，因为她知道，迈出第一步的将是她。之后他们就开始约会，如今他们在一起已经 6 年了。

在生活的大部分事情中，杰德和卡洛都相处得极好，但就性爱而言，他们有非常不同的感受。"我不明白他的动机从哪儿来。"她接着说，"我以前有过很多男人，也有一些怪癖会使我兴奋，但是从来没遇到过这样的事。我只是不明白——这也许是因为，我从小长在一个严格遵照女权主义要求、尊重女性甚至处处力求男女平等的世界。而当我和杰德在一起时，在某种程度上，我觉得不被他尊重，他让我感觉贱、媚俗，让我觉得像……"

"像一个荡妇吗？"我问她。

"不，我不认为荡妇有什么错。以前很长一段时间里我几乎就是一个荡妇。他只是让我觉得不被需要。我不觉得他需要我，好像他跟我没什么关系，所以我不觉得有感情，或者为此兴奋，或者有兴趣。我说清楚了吗？"

"是，这有道理。"杰德回答说，"但对我来说，我不认为那样做就是忽略了你，或者忽略了你的身份。对我来说，我丢掉了自己防御的盔甲，是因为我对你的信任。我在表达：'看，我是因为信任你才把这一面展示给你。'"

为了解决这个问题，杰德和卡洛都需要更了解彼此的想法。我请他们做了一个练习：在一张纸的中间画一条线，把纸分成两部分，然后在左边写下他们对"爱情"的联想。我给他们提示："当我想到爱情，我会想到……""在爱情中，我觉得……""当被人爱着，我觉得……""在爱情中，我寻找……"当他们完成之后，我请他们继续按照右侧的提示写下他们的答案："当我想到性爱，我会想到……""当我有欲望，我会觉得……""当爱人对我有欲望，我会感到……""在性爱中，我寻找……"

这个练习虽然简单，但非常有启发意义。首先，它清晰地勾画出在杰德和卡洛的大脑里，究竟是如何理解爱和欲望的——二者独立的地方在哪里，又是如何交织的。其次，我可以看出双方在这些安排上的一致性。正如我猜测的那样，杰德和卡洛对性爱的体验有着相反的方式，而且他们在性爱中期望不同的东西。

卡洛希望在性爱中获得情感亲密，爱会让她更有欲望。爱情会让她联想到温暖和安全，被人爱着让她觉得安全。爱人对她的欲望也有同样的效果。对卡洛而言，性是积极的、健康的，甚至是豪华的。"我对和我有过性关系的每个人都有感情。即便是一夜情，我在离开的时候也会微笑，仿佛身处爱情中一般。我需要学着明白，性与爱并不总是一回事。我不需要去想嫁给和我睡过的每个男人。"

在杰德眼中，在性爱之后是会产生亲密感，但爱和性并不是紧紧贴在一起的，不是像在卡洛眼中那样无缝链接。爱情让他觉得安全，但也带来束缚。爱情本身就带有冲突。

杰德对我谈到他和卡洛之间的关系："我觉得不得不限制我做的事情和我说的话，以避免伤害她。我感到脆弱、危险，还有迷惑，这很痛苦。有时候我认为我不值得，我会觉得这样美好的感情不是我赢得的。有时候我还是很难明白为什么她会爱我。我感到焦虑。"

但是，当谈到性，他指出了一种完全不同的体验："欲望一直让我着迷。在性爱中，我可以做回真正的自己，表达我平时压抑的各种感情。性爱是与权力深深缠绕在一起的，对我来说，这两者并不是截然不同的。"攻击性是杰德性爱的内在组成部分，在性爱中，杰德变得大胆。他不再需要让自己屈从于女性的需要或者感情，也不会感到迷失。

"我需要那种权力，因为在生活中我已经没有权力太久了。我需要有这个划分。"杰德说。

"当情感联系过于强烈，就会成为性爱的障碍，因为你开始束缚自己，就像你在描述爱情的时候提到的束缚一样。"我提示说。

"如果我对她太在意，我就无法冒险去展示我的攻击性。我会关心她怎么看我，对吧？她不能和我太亲密，否则我会感到不安和威胁。有距离的时候，我才会有欲望。"

杰德试图对卡洛描述他的性爱偏好：攻击性是最初的动力，但真正的动力是攻击性带来的自主权。"就像原来重要的现在无所谓了。别人的看法也无所谓了。尊严也无所谓了。只有欲望，只有兽欲。这是我一直在为之奋斗的自由。"

让我们面对这样一个现实：杰德和卡洛在性爱方面并不是完美的组合，他们的性爱可能永远无法像爱情故事里描述的那样完美。但是，每次他们考虑分手时，他们会意识到，分开之后他们可能会找到在性爱方面更合得来的伴侣，却无法找到一个更好的生活伴侣。

下面是我给他们的建议。鉴于杰德大部分时候是依赖性爱中的控制权来满足征服欲，我赞同卡洛的建议，即让杰德在性爱之外多运用自己的控制力。杰德在性爱之外的生活中的各个领域都表现出令人难以置信的被动，这也是为什么我会感到那么怪异的部分原因。这种强烈的对比太不和谐了。整体而言，我希望他能更果断，不要那么被动。为此，我鼓励杰德开始在性之外的领域提出自己的要求，在这方面他完全是个新手。你很难让他选一家餐厅或要看的电影，让他提出他希望在感恩节时留在纽约（而不是像以前那样每年陪着卡洛的整个大家庭过感恩节）几乎是不可能的。我从没有建议杰德改变自己的性爱方式，但是我会敦促他在生活的其他部分学着掌握权力。重要的是，杰德要知道，在 SM 之外，他的愿望也是被尊重的。

同样地，杰德也不会介意卡洛把她在做导演时的大胆转移到性爱中。杰德清楚地说，卡洛也可以给他们的性爱加入一些攻击性。杰德对她说："当你刷完牙，换上睡衣，用平淡的语气问我今晚要不要做爱，这不会让我有什么兴致。我需要更多的刺激。你可以告诉我，你要我，解开我的裤子，赤身走进房间。怎样都行，但是不要平淡地问'今晚我们做爱吗'。我也会为你做些什么，我会点燃蜡烛，营造你喜欢的气氛，慢慢地和你做爱；我会为你点上香草味的香薰。我在努力，而你没有。"

对卡洛而言，她可能从来都不喜欢杰德的性偏好，但我鼓励她要保持开放的心态，了解杰德的偏好。以前她抱着审判的态度，没有理解杰德个性化的口味，于是她感觉自己被贬低了——不幸的是，她未能看到杰德那样做实际上是在承担一个很大的风险，杰德信任她才让她进入自己性爱领域的原始沼泽。

寻找最个性化的方式

大部分有着独特"性口味"的人，至少就我所了解的人而言，往往是被性爱背后的权力所吸引，而并非如一些"局外人"想象的那样，单纯地迷恋暴力或疼痛。事实上，事前认真的协商已经确定了可以做什么，不可以做什么，谁来施加，谁来承受，程度如何，多长时间等，既要寻求快感又必须确保安全。"屈从者"的接受程度必须完全按照自己的意愿，而"控制者"的权力，也是在协定的范围之内。

在性爱的"平行宇宙"中，权力关系成了一种普遍的关系，同时也是一种实验，可以让我们暂时体验在生活中不愿体验的权力关系。也许我们在日常生活中不愿依赖别人，但在性爱生活中，我们可能会喜爱这种依赖的体验。如果平日里攻击性让我们不适，那么性爱会给我们安全地体验权力的机会。在生活中，不管我们像伊丽莎白一样讨厌屈从的感觉，或是像杰德一样抗拒独立性，都可以通过个性化的性爱方式得到心灵的宣泄。

多年来，SM 和 DS（支配和屈从，即 Domination and Submission）被看作是变态行为，至少也是处于传统性爱模式的边缘。它们主要是男同性恋者的行为，因为男同性恋者往往比异性恋者更能挣脱社会文化强加给他们的清规戒律，更大胆地通过各种方式来追求性快感。近年来，这些"边缘行为"已经进入了主流性爱行为的行列。21 世纪早期，越来越多的人（同性恋者或异性恋者，男性或女性，左派或右派，城市人或乡下人）通过"不符合主流道德"的个性化方式获得性快感。这个群体数量太庞大，以至于我们无法再把这种现象看作"少数人的性爱模式"。

社会评论家卡米尔·帕格里亚（Camille Paglia）认为，这种支配和屈从关系的普及是一种集体幻想，是在颠覆我们平等的文化。在我看来，在这个推崇控制、贬低依赖、要求平等的社会里，这种支配和屈从的仪式正以颠覆性的方式让我们享有快感。在极力推崇那些价值观的文化里，比如美国，我们发现越来越多的人希望放弃控制，享受依赖的感觉，并且认可那些没有人愿意谈论的不平等。由此看来，性俱乐部是那些被社会拒绝的东西的避风港。这种明确的权力交换，在协商一致的情况下自由地从一方到另一方的权力交换，与弥漫在我们社会中的僵化的权力分配模式相去甚远。而在现实生活中，权力问题则很难协商，任何人的权力都几乎不可能轻而易举地获得或者放弃——没有人愿意放弃自己既得的利益。

我敏锐地意识到充斥于我们社会中的权力差距，而且每一天我都在目睹家庭暴力的后果。但我也知道，作为人的一种情感，攻击性无法从人类的相互关系中清除，特别是无法从爱人之间的关系中清除。攻击性是爱情的阴暗面，也是性的内在组成部分，它永远不能被完全地从性爱中剔除。

在我的工作中，我的目标是发现伴侣之间的权力动态关系。我尽量让他们展现并且审视权力不平等的张力，并作出纠正。我还会观察每对伴侣独有的和谐失衡。并非所有的不平等都会造成问题，有时，它们是伴侣之间和谐的基础。我不会试图"中和"性爱中的权力关系，而是希望更多的伴侣都能够理性地驾驭它。让我们一起在性爱中找寻安全的、创造性的、大胆的权力表达方式。

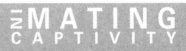

MATING
CAPTIVITY

第 5 章

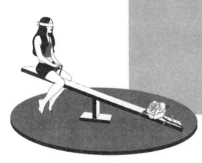

婚姻危机

爱与欲望的平衡艺术

能力和毅力可以征服一切。

——本杰明·富兰克林（Benjamin Franklin）

性爱质量的几个误区

和很多其他事情一样，爱情是"以目标为导向"的，至少在美国如此。我们更喜欢明确的含义和坦率平实的语言，而不喜欢不确定性或者暗示。我们依赖具体的话语表达我们的感情和需要，而不是用更微妙的方式来变得亲密，比如我们会说"直说""痛痛快快地讲出来""不要拐弯抹角"。美国人发明了确立自信心的训练法。许多心理咨询师也在宣扬这种清晰和坦率的方式："如果你想和你的伴侣做爱，为什么你不直接说？你应该清楚地告诉对方你究竟想要什么。"

他们相信，如果拥有了明确的目标、一个好的计划、强大的组织能力，还有辛勤的工作，那么任何事情都是可能的。这是美国人乐观主义背后的思路。他们相信，有了正确的努力和不屈的决心，没有不能克服的障碍。辛勤工作就会获得成功。相反，如果你失败了，就意味着你懒惰、无能、勇气不足或者不愿去尝试，因此才无法真正得到你想要的——哪怕你运气不好，也只能怪你自己。此外，这种充满热情的创业精神也理所应当地延伸到其他领域，包括解决爱情问题的领域。有很多畅销书把这种商业模式应用于爱情，比如雷切尔·格林沃尔德（Rachel Greenwald）的《在三十五岁找到老公——我从哈佛商学院学到的技巧》，克莱尔·哈钦斯（Claire D. Hutchins）的《每次做爱，五分钟就能达到高潮》，以及多米娜·伦肖（Domeena Renshaw）的《七周实现更好性爱》。美国人看重一个人确立目标然后努力去实现的能力：如果你知道在伴侣关系中你想要什么，那么就去实现它吧。那些畅销书作家会告诉你，实现目标一共需要几步，但不要超过十步，这能保证你一分钟不浪费地尽快享受到俗世的快感。

作为一个有着欧洲文化背景的人，我一直很欣赏美国人的乐观主义精神，它与许多其他更为传统的文化中宣扬的宿命论和忍耐相反。这种乐观主义精神表达了一种强烈的权利意识。大多数美国人最不喜欢的论调是："事情就应该是这样的，你没法改变它。"

但是，这种无所不能的态度使我们认为，欲望的减退是我们的执行出了问题。从杂志到心理自助的书籍，我们都被灌输了夫妻之间性爱的减退是性事安排出了问题，可以通过更好的优先次序和时间管理来解决；也可能是沟通不良的问题。如果问题是睾酮缺乏，我们可以通过处方来解决，这是个极佳的技术解决方案。即使是那些"难以启齿"的关于性爱的问题，解决方法也比比皆是：书、录像带，还有性爱辅助工具，它们不仅可以协助你解决基本问题，还可以给你带来难以想象的快感和狂喜。著名两性情感专家劳拉·吉普妮斯（Laura Kipnis）在《反对爱情》（*Against Love*）中写道：

全新的经济领域已被催生，一系列配套产业和市场已被培育，还有大规模社会资金投资于新技术，从"万艾可"之类的药物到色情片之类，就是西方国家的现代人对濒死婚姻的挽救手段。就像专门的医生通过灯光闪烁的呼吸机和人工器官来维持濒死之人的呼吸，伴侣们也用各种新奇的技术武装自己，抵挡激情的死亡。

这种务实的态度是美国处理问题时的典型做法。他们将问题分解为各个组成部分，然后研究每个部分，并提出一个可以逐步进行的计划，一个提供可预测结果的解决方案。然而，将这种方法应用到性爱领域，则会陷入一种更关注性功能而不是性快感的模式中。性心理咨询师利奥诺·迪夫（Leonore Tiefer）提醒我们，在这种思维模式下，身体会被分解成一系列不相关的部分，而性满足感则被视为这些部分完美运作的结果。

这种方法强调的是"身体成就"，而非欲望和快感，伴随着对生殖器官的强调，它借此巩固了男性的主导地位。男性的生殖器取代了这个人本身，变成了两性关系的关注焦点。所谓的"性治疗"无非是实现并维持它的勃起，却让其他所有性爱能力都被忽视。有了"万艾可"之类的药物，性爱很容易简化为男性的生理反应。女性也是如此，事实上一些"性专家"正在寻找一种适用于女性的、类似于"万艾可"的药物——对于那些用做家务来交换性爱的男人来说，这显然是个好消息；然而对于那些认为自己没有欲望是因为没有浪漫的感觉，而不是因为身体原因的女性来说，这可不是个好消息。主观的性快感被一系列客观标准所取代，这些客观标准很容易"对号入座"，却被可悲地缩减为勃起、性交、性高潮。

性爱还被定量分析包围着，据说我们可以把自己的数字与这些"标准化"的数字进行对比，看我们的性爱是否合格。《新闻周刊》杂志告诉我们，专家们目前把一年性爱不超过 10 次的婚姻定义为无性婚姻。那些一年有 11 次性爱的伴侣似乎就可以松一口气了，而不符合这个条件的伴侣就属于占比 15%—20% 的无性婚姻。我们越来越关注性爱的频率和高潮的次数。有多少次性爱？激烈程度如何？表现怎么样？性爱表达中那些更分散、更难以计算的部分——爱、亲密、权力、屈从、性感、兴奋，却很少登上报纸的头条或者杂志的封面。性爱本是一种难以计算的关于活力和想象力的东西，却沦落成法国作家让 - 克洛德·吉耶博（Jean-Claude Guillebaud）所说的"生理学计算"。

但是，当我们把性爱仅仅视为一种功能时，也就产生了"功能障碍"的想法。我们不再谈论性爱的艺术，而是讨论性爱的规则。如今科学已经取代了宗教成为权威，成为一个更强大的仲裁者。医学可以使那些嘲笑宗教的人感到害怕。与诊断相比，罪过算什么呢？过去我们曾用道德说教，如今我们把焦虑常态化，表现焦虑是我们古老的宗教罪恶感的世俗版本。

根据我的经验，那些注重"快速见效"或"彻底解决问题"的性心理咨询往往会使问题变得更为严重，导致事态进一步恶化。"让更多人享受到完美性爱的行业"也会让咨询师和咨询者都产生压抑和焦虑。通常，性爱在一个安全、非竞争、非结果导向的环境中能发挥得更好。性爱质量根本无法进行严格评估。

这并不是说，切实可行的意见和专家提供的解决方案一定没有用，或者没必要遵从。如果你有伴侣之间沟通不畅的问题，你就应该着手解决沟通问题；如果你太忙了，没时间做爱，那你的性爱问题的原因就是你太忙了；如果你缺乏性爱知识，去学习即可。如果你的身体状况不佳，如年龄增长引发的激素变化，或糖尿病、前列腺癌、子宫切除手术等，那就应该找医生，寻求医学上的帮助。有许多书可以在这方面提供可靠的帮助。但是，虽然这种"解决问题"的模式可以解决很多重要的性爱问题，但它无法解决人类性爱中那些堂吉诃德式的、本质性的问题，它们远远超出了任何简单的技术解决方案。

一个"人到中年"的真实故事

美国人常常为自己的努力和高效率而自豪，但问题是：性爱通常是低效的。性爱"喜欢"浪费时间和资源，正如亚当·菲利普斯（Adam Phillips）挖苦地指出："在我们的性爱生活中，努力会不奏效，尝试经常会用力过猛。"性爱是一个充满想象力的活动，你无法计算它。我们以办事高效为荣，却没有意识到性爱空间是我们纵情享受的小憩时光，对效率漠不关心；快乐是唯一的目标。奥塔维欧·帕兹写道："融为一体的时刻是时间的裂缝，是时间的分分秒秒抚平创伤的良药，是一个永恒而短暂的瞬间。"此刻，我们飞跃进入另一个世界。

在这种飞跃里，我们失去了控制，这违背了我们从小到大接受的教导。社会驯服了我们原始的一面：我们不羁的冲动，我们的性冲动，还有我们对自我放纵的渴望。社会秩序正是建立在这些约束的基础上的，缺乏这些约束会造成混乱。因此，失控几乎被看作是完全负面的，对于"屈从可能会在情感和精神上给我们带来启发"这样的想法，我们完全不认可。但暂时失控的体验往往让我们得到解放，扩展了我们的体验范围。我见过很多人在这个问题上无所适从，他们无法妥善解决性爱中的这个问题，甚至不敢去面对。当控制力减弱时，他们感到困惑和恐慌。我帮助他们学习如何有意识地放弃自我控制，实现个人成长和自我发现。

　　瑞安和克里斯蒂娜已经接受了一年的心理咨询服务。他们以前的性爱很美满，可当他们生下三个孩子之后，性爱出现了问题。在咨询服务中，我与他两分别进行了深入交流。在生下双胞胎女儿后，这对伴侣的性爱不再像以前一样完美。面对这样的情况，很多伴侣之间的欲望就会减退，而把关系发展成为"与性爱无关的亲密"——但瑞安和克里斯蒂娜都不愿意就此放弃对性爱激情的追求。曾经那些激情的回忆对他们来说十分宝贵。他们明确地区分了性交和做爱，而且已经有一段时间没有做爱了。他们经常租成人影片一起观看、一起洗澡、每周约会。他们已经尝试了很多方式，有一些尝试的结果令人满意，而另外一些尝试则毫无效果。事实上，性爱不是他们真正面临的问题。确实，他们希望性爱更频繁，但他们更关注的是激烈程度，而非频率。困扰他们的不是性爱次数减少，而是性爱的无趣。他们都很积极主动，那会他们还在购买新的情趣辅助用品。

　　我能想到很多可以给这对伴侣的建议，我可以提供一些实际的做法，帮助他们解决欲望减退的问题。但我怀疑，心灵的问题无法用理性的方式解决。我认为，在有承诺的感情关系中维持性爱激情是一个不同性质的问题。我们并不总是事先知道我们的目标。我们的愿望无法避免冲突，同样，我们的激情也不可避免地带有矛盾。我们无法用意愿或理性来描述我们理想的性爱。理性无法探知我们梦想的根源，它也不知道我们内心难以捉摸的需求。在浪漫和性爱中，我们不能总是使用利润和损失的公式来分析。努力不一定可以解决问题，即使是最合乎逻辑的做法也无法解决爱的矛盾心理。

我告诉瑞安和克里斯蒂娜："在'怎么做'的问题上，我不会给你们提供什么建议。你们已经尝试过很多种方式，比如在做爱前点上香薰，也用过艾丝兰牌润滑剂。你们的关系很稳定，但是你们的性爱却无法真正让对方满意，我说得对吗？"

"是的，你说得对。但是你是什么意思？就这样？就像歌里唱的，'那就是所有'吗？"克里斯蒂娜问。

"是啊，情感问题是没有逻辑的。你无法预测，它不遵循因果关系。星期一有用的方法，在星期四可能就失效了。解决的办法往往是惊喜，而不是你们之前一直在进行的尝试。所以，我们现在先不要谈怎么努力解决问题了。让我们随便谈谈吧，谈谈怎么才能玩得更开心。"

"啊？"

"和我一起尝试一些别的东西吧。"我建议他们，"这可能看起来不太相关，但是既然你们以前的尝试都走进了死胡同，你们可以试试这个办法。我认为，是社会的种种约束让你们的欲望走向僵化。我希望你们想想约束的对立面：自由。请你们谈谈广义上的自由。在感情关系中，你什么时候觉得最自由？结婚，在哪方面让你更自由，又怎样让你觉得不那么自由？你们会给对方多少自由？给自己多少自由？"我在办公室里抛出了这些问题，希望他们之后能够继续这样问答。

我希望我提出的建议可以让人们摆脱自满的情绪，或者至少带给他们一种不同的思路。我试图让前来咨询的人对现状感到不适。虽然瑞安和克里斯蒂娜对他们的境况感到不满，但我不知道他们是不是有足够的勇气接受改变。在沟通中，我提出了很多想法，却不知道他们是否可以落地，是否会扎根。我想看看这种自由的想法是否会发芽。

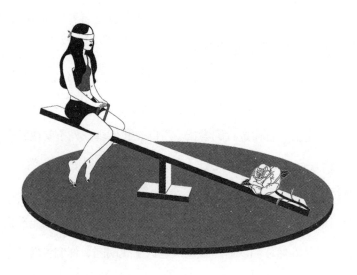

爱和欲望之间存在着复杂的
关系，绝不是简单的线性因
果关系。关键在于，如何使
二者之间达到微妙的平衡。

　　几个月后，谈话一开始瑞安就说："好吧，你想听一个真实的'人到中年'的故事吗？这儿有一个。我妻子大学时最好的朋友最近到我家来看我们。你知道，我在家办公，所以我和妻子的朋友、照看孩子的保姆还有孩子们一起吃了几顿午饭——绝不是什么路上偶遇的桥段。""芭芭拉 45 岁左右，是一位人道主义工作者，在全世界有危机的地方进行人道主义活动。她没有孩子，坚持一夫一妻论，个性很独立。她致力于人道主义事业，工作很忙，但这种生活方式让她有点累。"

　　瑞安顿了顿接着说："她很漂亮，我之前提到了吗？她过着我没有体验过的生活。在和她相处的时候，我感到自己是个人到中年的中产阶级。这没什么错，你会说，但是她的肾上腺素是会传染的。她真的触动了我的神经，让我兴奋。我对她有一种惊人的迷恋。你知道我以前说过那种毫无生气的感觉，我的活力在下降，身体变得更重了，仿佛当我静下来之后，我的身体就关闭了。可是，她的能量唤醒了我。我想吻她。我害怕这样做，但不这样做也让我恐慌。我觉得自己像一个傻瓜，但我无法停止想她。你知道，当我许下结婚的誓言时，我是真心的。我爱我的妻子，这事与她无关。这是关于某种我已经失去的东西，我怕我永远也找不回来了。"

　　瑞安和克里斯蒂娜结婚后，他停止了到处演出的业务，结束了自己的演艺生涯，把以前晚上兼职的律师助理变成了全职工作，并且申请在法律行业进一步深造。现在，他为一家环境机构担任内部法律顾问。他在诉说时为自己的迷恋感到困惑，而我在倾听时看到的是他蛰伏的感官在觉醒。我没有阻止瑞安"不成熟"的愿望，也没有对他说教。我更没有试图用理性去说服他，或者探索他"青春期"一样的迷恋背后的情感动态。我只是表达对他这种体验的重视。他看到的东西很美丽，有关芭芭拉的幻想实际上是瑞安试图以另外一种方式去过他当时没有选择的生活。我与他一起惊叹这种魅力的诱惑，却没有选择用魅力的真实名字"幻想"来称呼它。我对他提出的问题是："你如何才能既享受这种体验，同时又不会让一时的兴奋危及你的婚姻？"

"多么美丽，又是多么可怜。"我对他说，"我很高兴地知道你仍然可以想起那样的生活。而且你也知道，你无法把这种沉醉的感觉与家里的生活相比较，因为家是不一样的。家是安全的，而在芭芭拉那里，你在震颤，那里的根基并不牢固。你喜欢那样子，但你也怕它会把你带得太远。我想，你可能不会让你的妻子产生这样的震颤。有一位名为海伦·费舍尔（Helen Fisher）的人类学家说过，在新陈代谢的意义上，欲望是很昂贵的。在获得进化的回报——孩子之后，人们很难维持欲望。人们太关注日常生活中不断出现的需求，从而导致伴侣之间的关系发生短路。"

在随后的一次心理咨询中，瑞安找到了一个明确的"由头"。那周早一些时候，克里斯蒂娜和芭芭拉计划出去吃饭。克里斯蒂娜像往常一样，为出去的时候没有带上瑞安而感到愧疚，于是那次她邀请瑞安和她一起去。在吃饭时，她一直忽视了瑞安。而那一次，他并不介意被忽视，他在那里看着这两个女人回忆过去。大学毕业后，克里斯蒂娜和芭芭拉都在多哥维和部队度过了一年的时光，但克里斯蒂娜一年后回来了，芭芭拉一直留在了那里。正如人们在对话里经常说的那样，她们都表示了对对方生活的羡慕和钦佩。

"我们刚喝完了一大瓶澳大利亚风味的红酒。"瑞安说，"我们都有了些醉意，然后克里斯蒂娜对芭芭拉抱怨的话让我完全惊呆了。她说：'我看着你，我不知道自己这样是不是值得。老实说，我觉得我不适合这种生活——孩子、房子、工作。有时候我在想，我这样做是不是只是为了证明我可以。'她接着说，'我觉得很有压迫感。'她在怀疑这一切是不是值得——她觉得有压迫感？我惊呆了。"

瑞安用茫然的声音重复着克里斯蒂娜的话，仿佛他仍然不能完全相信他听到的这些话。我鼓励他继续说下去。瑞安把他妻子其他的话也告诉了我——她觉得她所做的是别人期望她做的事情，那比弄清楚自己要做什么来得容易。

瑞安对我重复着他妻子的话，语气带着嘲弄又充满了敬佩："克里斯蒂娜说：'我知道当你拥有一切的时候不应该抱怨。'她还说：'我的感激之心哪里去了？我很幸福，有孩子，有瑞安，有未来体面的职业生涯，还有好朋友。当你没有的时候——没有家庭、婚姻时，你把这些想象得很浪漫，至少我是这样的。但是当你拥有时，你觉得陷进去了。我有幸福的时刻，但大多数时候，我被困在单调沉闷的生活里。'"

瑞安当时什么都没说，但是他惊呆了。"我怎么知道她是那种感受呢？我觉得她总是看起来很开心。我以为她获得了她想要的东西。我以为只有我是那个不安定的人。"现在，瑞安很矛盾。一方面，他很生气，他使她失望；另一方面，她的矛盾心理让瑞安感到不安。瑞安说："在我的脑海里，她就像一块石头，而我是不安分的那个人。我在努力成为我觉得她希望我成为的那个人，一起努力创造生活。我觉得难堪，如果她都觉得被困在沉闷的生活里，那我呢？"

"你需要她感谢你的努力，是吗？"我问。

"我想是的。不知怎的，她的疑虑贬低了我努力的价值。但是，奇怪的事情发生了，"他停顿了一下说，"我突然发现我喜欢这个样子。"

"你来解释一下你自己的感受吧。"我说。

"就像发生了180度转变。那会我不能打断她。如果我和她单独在一起，我可能会这么做，不过两人单独在一起时，她也不会说这样的事情。而且，我很好奇，她的感觉竟然和我一样，她表达的就是我不敢说的东西。她想要更多，她也感到饥渴，她怀念她的自由。在我眼中，她变得更有趣、更陌生了。酒精让她说了以前她不会说的事情。"

"她还说了些什么？"我也很好奇。

"我觉得我们只是粘在了一起，"曾是演员的瑞安惟妙惟肖地模仿着妻子的声音，"有时候，我幻想着别人的生活、其他的男人，不是某个男人——我只是想象他就像一张白纸，没有负担，没有历史，没有任何问题。我可以和某个不一样的人在一起。困在这所房子里、这个家里、这个身体里，让我感到满腹怨恨。我只想说，让我一个人待着，别打扰我。"

瑞安接着和我分享那晚意外的结局："刚开始我感到震惊，然后想辩驳，又感到生气。但是，奇怪的是，她越讲下去我越对她有欲望。她点燃了我的欲火。起初我想，别再抱怨了，但是我被这样的她迷住了。我认同她的想法。我和她以一种奇怪的方式亲密起来，我比以前很长一段时间都更有欲望。芭芭拉的魅力消失了，而且我知道，如果我和芭芭拉结婚，我会渴望得到克里斯蒂娜。"

"而且你不需要为获得那样的欲望而努力，"我说道，"如果我当时给你们布置了任务，请你们回家去做，那不会有这样的结果。"我对瑞安解释说，他重新点燃欲望，是因为克里斯蒂娜重新展示了她的独立性和她的梦想。当她表达她不求实现梦想时，她也在允许瑞安表达他自己的梦想。有时候这非常不切实际。同样的情景，换成另外一对伴侣，他们可能会产生害怕被抛弃的恐惧，甚至大吵大闹。没有人能预先安排，这一点很重要。欲望是一个谜，它不听话，不接受任何强制安排。那天晚上，瑞安包容了克里斯蒂娜。克里斯蒂娜诚实地讲出了自己内心的感受，而瑞安也重新了解了她。更重要的是，他最终选择了她，这种选择的行为、选择中的自由感，让这段关系充满了活力。

瑞安和克里斯蒂娜那晚迸发了狂野的热情，这与效率或者计划无关，也不是他们纳入每周安排的一项日程。克里斯蒂娜打开了笼子，瑞安也被解放了。克里斯蒂娜表达了她的个性，最终的结果是两人更加亲密。欲望从一个悖论中出现：彼此承认婚姻的限制搭起了他们之间的纽带，发现对方的独立性反而使感情更亲密。

由此可见，我们没有办法把上面这个解决方法"制度化"，或创建个性化的婚姻条款，确保这对伴侣以后会继续维持那份激情。作为一名心理咨询师，我承认我无法帮助他们确立一些纲领性的方法，帮助他们保持新出现的光芒，这超出了我的能力范围。尽管我无法把它转变成一个心理咨询的常规练习，但是，那件事情本身可以唤醒他们，使他们认识到一个别样的事实。我的希望是，这可以改变他们看待自己和对方的方式。

如何解除情欲危机？

欲望难以长时间维持的原因是，它需要协调两种对立的力量：自由和承诺。因此它不仅是一种心理或现实的问题，也是一个系统性的问题，所以更难解决。它属于一种既无法解决、又不可避免的生存困境。讽刺的是，即使是在推崇务实与效率的商业世界，人们也承认有些问题并没有明确的解决办法。

我们在每个系统里都能发现类似的两个极端：稳定和变化、激情和理性、个人利益和集体利益、行动与反思，这些仅仅是一部分。这些冲突存在于个人、情侣、家庭，还有各类组织中。这些动态关系是现实的本质的一部分。领导力专家、《极性管理：识别和管理无法解决的问题》的作者巴里·约翰逊，把极性描述为整体中相互依存、对立又统一的一对关系——你不能选择一个而抛弃另一个，系统的生存需要两者都存在。

我有一位男性咨询者，名字叫本。本平均每半年换一次女朋友，每次他都坚信自己找到了"对的那个人"。但是，当欲望稍微减退，他就会感到恐慌，想要逃跑，他会想："以后肯定会一直走下坡路。也许，这不是爱。"他常常说自己希望有一个稳定的关系——他想要爱情的承诺，他准备好了把感情安定下来——但是他对性爱激情减退的忍耐度为零。在本看来，感情承诺和性兴奋是相互排斥的。

但在他的幻想里，有一个无所不能的女人，她可以把承诺和兴奋结合起来。她迷人的魔力可以保证性爱依然充满活力——对本来说，这是持久的爱情最明显的标志。她作为一个女人是那么不凡、那么迷人，仅仅是她的完美就能促使本想要安定下来（仿佛这一切都与他无关）。当然，没有被找到是她身上最吸引人的一点。几年来他一直在说同样的事情："我只是还没有找到合适的人选。我遇到过许多女人，我只是还没有遇到对的那个人，没有遇到可以让我安定下来的那个人。我会问我的朋友，他们周围有没有人适合我，他们也想不出合适的人选。所以，你明白了么？"本在锲而不舍地寻找理想中的女人。当然，他已经寻找了很长时间：因为即使是最为理想的人选最终也只是凡人，必然会有缺点。

每次相遇的起初，他都充满激情，内心的混乱也消失了。但每次当热情不再攀升，他内心的幽灵就再次显现，仿佛即使是最美丽的公主也无法让他从爱的挑战中解放出来。不管他的恋人多么不凡，都无法使他免于时间和幻灭带来的单调乏味。每次恋情失败后，他都会陷入心理学家奥塔维欧·帕兹说的"欲望沼泽"的状态——我们更多称之为性爱狂欢。在夜晚狂热的性爱之后，早上的对话却乏味平淡。所以每次他都感到空虚，于是他又会发现自己渴望在稳定的感情中与恋人心灵交会。经过刚开始几个月的滥交，他在追求新的感情时不再恐慌。每次本坠入爱河，他的"激情指数"都会一下子从0上升到100。他无法让自己慢下来，永远想要更多。他与恋人的结合不仅仅是性方面的。他的感情走势和钟摆的摆动是不同的——虽然一样激烈，但并不像钟摆那样对称摆动。

人们很容易就会贬低像本这样反应很极端的人，但这样的人也是一个引人注目的话题。在提到本的时候，不少人都带着怜悯（主要是女性）和羡慕（主要是男性）的语气。他所经历的冲突和我们许多人一样，不过有很多人是静静忍受，或者以更柔和的方式经历着。

了解到本的浪漫天性，我不愿意用具体的干预措施帮助他刺激性欲。本抗拒别人的建议。务实的解决办法对他来说也没用，因为他的问题更多的是需要认识，而非修复。

鉴于此，我借用了心理学家巴里·约翰逊首创的心理调节方法。我告诉本："请你吸进一口气，之后憋住这口气，时间越长越好。"新鲜的氧气不可避免地变成了令人窒息的二氧化碳，他不得不呼气。起初，呼气释放的感觉好极了，但很快，他又渴望新鲜的氧气。我解释说："你不能在吸气和呼气中只选择一种，你必须都选。亲密关系和激情之间也是这样。"

望着本有些疑惑的表情，我进一步告诉他，安全感和冒险之间的关系是矛盾的，需要人去管理，而不需要人去解决。这是一个谜。"你意识到这两极了吗？你在不同的时间需要不同的东西，但是，你无法在同时两者兼得。你能接受吗？这不是一个非此即彼的情况，而是你既享有两者的好处，也要忍受两者的限制，就像潮起潮落一样。换言之，爱和欲望是两个节奏，但也会冲突，它们会有潮起潮落，你需要寻找平衡点。"

本已经与他的现任女友阿黛尔约会 8 个月了。这对本来说是创纪录的，他过去从没与任何女人有过如此长久的恋爱关系。"我觉得我爱上了阿黛尔。"本对我说，"好吧，我也爱之前每一个女友，但是这一次却不同。是的，每个人都不同，但是这一次是真的不同。无论我主动为她做什么，如何费尽心思、用尽全力地讨好她，她都对我不冷不热的，甚至不会有什么反应，你一定知道我的心情。不是说她不关心或不回应我，是她的内心不会和我产生共鸣。她有着安静的特质，而你知道，我绝对不是一个安静的人。我觉得这次可能会成功。我喜欢和她在一起，性爱也很不错……"

"我在等着你说'但是'。"我告诉他。

"但是我真的感觉到变化。我越来越紧张，烦躁不安。我真的不想把这次恋爱搞砸。我今年已经 43 岁了，我的老天啊！我真的很想结婚并且有孩子，但我害怕我没法坚持下去。"

我从来没有见过阿黛尔，但她和本相处的方式让我对这段感情感到乐观。本自己并不知道，他对伴侣之间长久的亲密关系有一种恐惧。过去，他的女朋友们一直很乐意亲密，但是阿黛尔能够保持自己的独立性——她似乎有一个真正独立存在的自我意识。即使在相恋 8 个月后，她依然严守自己的私生活。她散发着安静沉着的特质，有着冷静而微妙的智慧。她是一位儿科肿瘤病房的护士，在工作中常常见证死亡。本会逗她开心，给她的生活带来了光芒。本对生活的渴望使她充满活力。本火热的欲望是疾病的对立面，她喜欢这种对比。

本的问题当然有他以往情史的原因，他要应对很多问题。但是处理安全感和激情之间的关系不只是他的个人问题，而是现代爱情理想必然要面对的挑战。明白了这一点，让我们分析一下对本而言，性爱意味着什么。

面对性爱激情的消退，许多人会感伤或者默认，或者会严重不适。无论哪种情况，保持性爱活力不会成为我们的生活准则。对本而言却不一样，他在性爱中觉得自己最有活力。性爱有一种再生能力，性爱之后他觉得自己更充实，重获了新生，它带给他的感情和营养是他从其他地方得不到的。在与爱人的私密关系中，他既脆弱又强大，坦诚而充满自信。本是一个大脑十分活跃的男人，受到某种本能的驱动，他在人生路上全力前进。他会疯狂而混乱，但他在管理自己的快递公司时，极度活跃的特点是一个对他有很大帮助的优势。对本而言，性爱是一个终极的"管理"，性爱镇住了他狂躁的能量：极度紧张，然后是全然放松。高潮之后他获得了其他任何时候都无法感受到的平静。这是一个他与世界之间完美和谐的时刻。阿黛尔喜欢性爱，而本是需要性爱。性爱是他生命的支撑，没有性爱，他就在枯萎。所以面对性爱激情下滑时，他的恐慌就不难理解了。

总之，本是一个非常典型的现代人。他是行为驱动型的，这也是为什么面对性爱问题时他的典型反应是结束那段感情，去寻找其他人，和其他人享受激烈的性爱，然后开始一段新的感情，希望这段感情能够免于性爱激情减退的问题。

我告诉本，与流行的看法相反，采取行动并不总是最好的方法。

"第一件你需要注意的事，就是感到恐慌时不要立即行动，你可以和阿黛尔分开，以摆脱焦虑的状态。"我告诉他，"性生活减少并不一定意味着爱的减少。"这样，我为他触发的焦虑提供了一个安全的空间，我鼓励他思考欲望的矛盾，而不是直接做出反应。

果然，这让本走出了他过去的思维方式。我请他意识到他的困境，并带着同情心和洞察力去观察它。我认为，应对冲突并不总是需要消灭它。在对二元性的认识与管理中，欲望可以长期维持在一个较好的状态。

通过性发泄是一个暂时的解决方案。性可以暂时慰藉他的焦虑，让他暂时回避棘手的问题：要付出什么代价，他才能在一段感情中既感到兴奋又感到安全？为什么在他的脑海里，兴奋和愉悦是与爱和承诺分开的？我们怎样才能在亲密关系中保持自由？

我重新解释了本的焦虑感，告诉他可以将它作为针对自满情绪的预警系统。

"过去，面对焦虑，你的反应是逃跑。但是，我想请你把它看作一种工具。焦虑是你的盟友，是你承担风险的晴雨表。当你开始感到不安时，你需要一些新的东西——而不是要找新的人。"在结束时，我告诉他佛学专家夏绿蒂禅师的一句话："我们抱怨表面粗糙的路，我们诅咒脚下每一个锋利的石头，直到有一天我们成熟时，我们低下头，却发现脚下的石头其实是价值连城的钻石。"

我们生活的这个时代提倡越快越好，控制就是力量，结果比过程重要，风险要用数学计算清楚。在我们过度使用数学的生活里，我们面临着简化人的复杂性的诱惑。我们根本没有时间和耐心进行开放式反思。相反，我们喜欢积极主动，从而重新确立我们的控制感。在工作中，我遇到过很多夫妻和情侣都在抱怨常规的生活让他们感觉麻木。但是，当我们不断努力，追求所谓的"正常"时，一种体面的正常可能会破坏我们努力补救的平淡。我们需要为情欲寻求一种不同的解决方案，顺从情欲未知和不可捉摸的特点，打破理性世界的束缚。

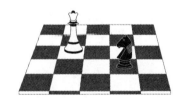

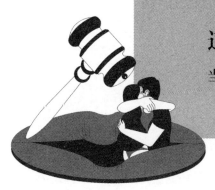

MATING
CAPTIVITY

第 6 章

道德审判

当禁欲遇上享乐主义

没有"禁果滋味"的性爱，就像没有放盐的鸡蛋。

——路易斯·布努埃尔（Luis Buñuel）

我遗憾地说，我们联邦调查局无法针对性爱的方式进行管控，除非它妨碍了州际贸易。

——埃德加·胡佛（J. Edgar Hoover）

为什么那么多夫妻对性爱毫无兴致？导致欲望减弱的因素有很多，人们最常用的理由是压力太大。"我刚坐下，就看到需要叠起来的衣服、需要阅读的邮件、需要收拾好的玩具，这让我一点欲望都没了。""我们要换新的工作，要面对年迈的父母、年幼的孩子，我实在太累了。刚开始时我就没有那么强烈的欲望，到现在我一点欲望都没有了。这不是针对你。"但是，当我的很多咨询者列出现代生活中的种种压力，并再三解释自己为什么没有欲望时，我会告诉他们还有其他更为深层的原因。毕竟，在他们和爱人相遇之前，他们的生活也有压力，但那时候压力并没有阻止他们奔向对方的怀抱。

接下来，他们会说出更深层次的问题：激烈的争吵、冰冷的僵局、缺乏信任、慢慢走向失望、相互指责。他们经常会有这些对话："做爱？你开玩笑吧，吵完架之后我们怎么可能做爱？""上次你对我有欲望是什么时候？""你有没有想过，你可以作出哪怕一点点努力来让自己更有吸引力？""我希望你把该死的电视关上，那让我觉得像块死肉一样！"

尽管我们找出了这一连串的原因，我相信还有另外一层原因导致了性欲的消失，那就是我们文化中对性爱的深深矛盾的心理。虽然社会认识到了性爱的重要性，但我们的文化仍然处于过度开放和过度压抑之间的矛盾状态。"结婚之前不在乎是否有性行为，想做爱的时候就做吧，没什么大不了的。""不对！这很重要，决不能这么随意，至少两个人要先有爱，才能有性！"这样的辩论，在当今社会屡见不鲜。在爱与性之间关系的看法上，现代人走上了两个极端。一方面，互联网上色情网站数量激增，另一方面我们还在继续辩论是否要在学校开展性教育，甚至还在讨论，是应该称之为"性教育"，还是采用更隐晦一些的称谓，如"健康教育"。

尽管近年来美国的性自由程度空前提高，但自从清教徒传统以来对性的内在约束却一直没有削弱。公权力对此基本不再干预，使我们大部分人都舒了一口气，同时也使另一部分人感到恐惧。在过去，种种社会规范迫使每个人都必须"洁身自好"，即使是政治家也会因为桃色新闻而被弹劾。直到几十年前，大多数人都反对同性婚姻，反对允许孕妇堕胎的法律。虽然贞洁观念似乎成了"历史文物"，但是我们选出的官员似乎每天都在努力使法律更有道德感。三十多年来，堕胎、同性恋、通奸以及"家庭价值"，一直都是全国最受关注的话题。这种性保守主义植根于美国建国伊始的清教传统，它怀疑甚至反对性爱的乐趣，对一切偏离异性恋、一夫一妻制婚姻和不以生育子女为目的的性行为，都持道德批判态度。

最近，某电视节目先后邀请超过 100 对夫妻到节目中参加互动，畅谈自己的私生活。以前，性爱从未被如此公开讨论过。此外，我们到处都能看到明显的与性爱相关的影像。性爱，如今已是公认的广告常青树，其本身也成了商品。不论收看白天哪档脱口秀节目，你都会听到诸如不伦之恋、色情狂，还有丈夫或妻子有外遇之类的故事。总之，如今关于性爱的信息几乎无处不在，它们以各种各样的形式泛滥，正如莉莲·鲁宾（Lillian Rubin）详尽描述的那样："色情作品、阳痿、婚前性行为、婚内性行为、婚外性行为、放浪、虐恋，还有其他我们能想到的性行为，不管是普通的还是看上去有些怪异的，都早已屡见不鲜。"

关于性的政治学与经济学，以及对它截然相反的态度渗透到美国人的卧室里，影射到他们的亲密关系中。很多夫妻处于矛盾的"风口浪尖"，面对这些相互冲突的价值体系，夫妻双方必须进行充分沟通，以求达成共识。

美国传统的清教文化把家庭放在社会的中心地位，期望人们的婚姻是理智的、严肃的，并且以孕育下一代为目的。清教徒的信条是，人在努力工作的同时，也在拯救自己，这需要为未来做好计划，不能为了贪图一时的激情而"酿成大错"。但是，与这种强调个人责任和节制的美国文化并列的，是同样完美无瑕的个人自由概念。我们支持满足个人生命、自由的要求和对幸福的追求。我们享受自发满足自己欲望的自由，而如今，以市场为导向的消费经济使我们不断产生各种欲望。充满性诱惑的流行文化告诉我们：什么是有吸引力的，以及我们应该想要什么（仿佛我们无法认清自己对谁有欲望、谁能激发我们的欲望）。社会上，那些倡导享乐主义的行业都在不断地诱导我们纵欲，但这些商业文化的"狂欢"，换来的却是很多人婚内性爱质量的减退。

面对外界不断唱响的诱惑的歌曲，我们的伴侣关系能够强大到充耳不闻、内心不为所动吗？外界的声音喋喋不休地"告诫"我们，要不断

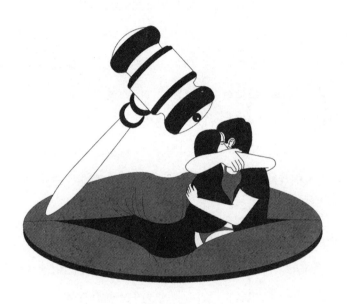

虽然社会认识到了性爱的重
要性，但我们的文化仍然处
于过度开放和过度压抑之间
的矛盾状态。

用"新人"取代"旧人"。当性爱仿佛成了年轻帅哥、美女的专利（好像我们忘记了自己都会变老），当互联网上的性爱内容满足了你心血来潮的欲望，我们还有办法在 50 年里一心一意地爱着自己的配偶吗？对此，社会各界众说纷纭，莫衷一是。外界的诱惑可以立即满足我们的需求，仿佛除了我们之外，别人都在那么做。所有这一切使得外界促使我们产生的需求和我们被允许拥有的东西之间的鸿沟越来越大。于是，美国的清教传统和当今的享乐主义发生了冲突。

美国果真"性开放"？

让我们不要上当，误认为这种性爱信息充斥的社会就是一个性方面真正开放的社会。色情图像的公开销售并不意味着进步，很多情况下只是过度放纵而已；而且，那是以盈利为目的的，这只能算作市场的自由，而非思想的自由。总之，商家只是想要打开你的钱包，而非改变你的心理。也许，正是因为上述的原因，当那些赤裸裸的图片闪烁在我们的屏幕上时，我们大多数人内心深处的基本道德观依然未被瓦解。至今，认为性是肮脏的观念，仍然是社会的主流。在面对青少年的性行为时，我们对性的不安尤为明显。相当一部分美国人依然坚信，应通过必要的性教育引导青少年远离纵欲的诱惑。此外，社会上还有"不是我，不是现在"等运动，向公众宣传节欲理念，以减少青少年怀孕或染上性病的风险。我们的公共卫生政策所反映的基本观点是，青少年的性行为是越轨的，应该禁止。无论媒体上如何"性解放"，对许多美国人而言，性行为依然被视为一个"危险因素"。

相比之下，欧洲人把青少年的性行为看作是走向成人健康性爱的一个正常的发展阶段。性不是问题，对性不负责任才是问题。因此，相比于美国"不是我，不是现在"的口号，一些欧洲国家的口号是"安全性爱"。需要指出的是，在欧洲，青少年初次性行为的年龄平均比美国人大两岁，而青少年怀孕的概率大约是美国的八分之一。为什么在美国这样一个对青少年的性爱充满戒备的国家，那些与性爱相关的统计数字却"事与愿违"？

充斥着禁忌的性行为，以及由过剩精力驱动的性行为以一种令人不安的方式交织在一起。这一矛盾，导致我们的心理与身体发生冲突。视性爱为"禁果"的社会并没有让性消失。相反，这种禁忌下的焦虑气氛使我们产生了罪恶感和耻辱感，或是广泛的不适感。性失去了社会与情感的连续性。我们所缺乏的是一种综合的性，在这种性中，快乐在血缘关系的背景下蓬勃发展。我说的不仅仅适用于深刻的爱情，也适用于我们对另一个人最基本的关心和欣赏。

一种全新的性爱观念

拉图今年 22 岁，是某常春藤大学的学生。她的母亲是医生，父亲是电脑程序员，父母都是印度移民。父母多年的努力使拉图全家可以过着优裕的生活。拉图在竞争激烈的纽约学校读了 12 年书，她希望能像母亲一样进入医学领域。在一位朋友的送别宴上，我遇到了拉图的母亲。当我告诉她我正在写的这本书的主题时，她催促我去采访她的女儿："我从女儿那里听到的东西，令人难以置信。那些孩子对待彼此的方式那么冷酷。你应该想知道是怎么回事，你真应该和她谈谈。我一想这事就头疼。"我知道我必须去采访拉图，我也这么做了。她开朗，口齿伶俐，相比过去的所谓"X 一代""Y 一代"，她就像是她所处新时代的代言人。她对我描述了校园里的性爱情况。

"我们真的没有时间约会。因此，最快的解决方法就是周五或者周六晚上钓一个人做爱。你可以去派对或者酒吧；每个人都喝醉了，是真的醉了，然后大家成对离去。周一的时候，这段关系就结束了，然后大家会在午餐时相互分享周末的故事。'勾搭'是一个很广义的词，涵盖了交往、性交，以及性的方方面面。

"理想的大学关系是'朋友也上床'。你有一个很亲密的男性朋友，你和他在一起很开心，而且和他有一种性爱的欲望。有一天晚上，你俩都喝醉了，在一个酒吧或者其他地方遇见了，你们只要彼此乐意，就可以即兴做爱（感觉好或者不好，这不重要），然后假装它没有发生过。下一周，同样的事情又上演了，然后就这样继续下去。直到你发现自己不再需要出门或者喝醉这样的幌子。而是当你有欲望或者单纯只是感到无聊时，就可以给他打电话。"

这就是拉图和她的朋友们俗称的"电话炮友"的关系。即便是在这种极端简化的性爱关系中，也有产生感情这个缺点。拉图说，如果某个时候，一方对这种关系更沉迷，那就是"不舒服的谈话"时间了。那种关系的基本原则是确定的：这只是简单的"朋友也上床"的关系，仅此而已。"如果其中的任何一方对这种关系不满足或不满意，那么两个人的'炮友'关系就结束了——然后你会寻找下一个做爱的朋友。我们会尽力不要让感情妨碍这种关系。"拉图说的时候带着一丝讽刺。

我觉得有意思的是，在拉图的描述中没有任何的具体情节——她与

"炮友"之间的关系没有"预热",没有谁追谁的过程,没有情感的高潮,也没有结局。这是个没有故事的故事。性爱和引发性爱的故事是分开的。"我们故意把感情和性爱分开,不仅仅是男生这样做。"拉图解释说,"男生和女生都是如此,双方的爱情和性是分开的,仿佛性和爱没有关系一样。"她停顿了一下,接着说,"我对这种做法很怀疑,我总觉得许多女性朋友更喜欢享受一段感情,而不是单纯的性爱,不论她们想不想承认这一点。"

看到随意甚至带娱乐性质的性,我不想批评这种自由的性爱表达。一次性爱的相遇会产生一系列的碰撞,但这种特定类型的性并非一种性解放的表达,而是一种焦虑的发泄。让我惊讶的是,拉图居然完全同意这种看法。"酗酒和性当然是结合在一起的。它们都是我们这个年纪的人不应该做的事。"

在听拉图讲话的时候,我在想,这种新的性爱关系如何让他们面对未来的感情和婚姻。"那爱情和婚姻呢?"我进一步问她,"你们没有恋爱和结婚的念头吗?"

"我们觉得感情承诺就是一种无期徒刑。尤其是对于我的许多男性朋友来说,这真是一个可怕的想法。他们无法想象一个星期内的性爱对象是同一个人,更不要说十年了。"然后,拉图更认真地说,"但我们女生则不一样,我们可以看到持久感情的吸引力,有的人看起来真的希望有那样的感情,虽然我们许多女孩子也和男性的典型看法一样,觉得一夫一妻制在束缚我们。作出感情承诺意味着牺牲自己的目标和抱负,换取一些你无法控制的东西,而且你在未来可能会失去那段感情。作出感情承诺意味着丧失独立性,至少这是我们现在的看法。当你浪漫地邀请别人进入你的世界,你留给自己的空间就小了。"

"所以在有承诺的关系里，主要是你失去了什么，而非获得了什么，对吗？"我问。

"没错。"

"那浪漫呢？"

"哈，那在高中就没有了。现在大学里仅有的几对情侣很显眼，几乎算是怪异，仿佛他们已经结婚了，或者是类似的什么关系。"拉图对那种关系的描述让我很好奇。我一直觉得，亲密的伴侣关系（或者至少是浪漫的梦想）让我们向往，是那种你和爱人一起探索的事情。至少，我觉得她那个年龄的人应该是那样想的。拉图和她的朋友们似乎觉得一个工商管理硕士的学历比持久的爱更能给他们安全感。为什么如今的年轻人会有这样的感觉？

原因之一可能是，我们的文化要求他们自力更生，他们对感情抱着担心的态度。"如果在性之外还有爱情，那会让你非常脆弱。"她告诉我，"我想，这可能是我们整整一代人的核心问题，就是缺乏信任，拒绝依赖别人。"考虑到现代婚姻的不稳定性，他们作出的是一种现实的选择，也可能算作是明智的选择。讽刺的是，男女平等也在这里出现了：现在男女双方都有权利害怕感情承诺。他们把婚姻视为风险，害怕承担这种风险，相比之下他们觉得危险的性行为更好。

没有什么比和对未来不感兴趣的人一起预测未来更无用了，但有时我无法抗拒，所以我大胆地和拉图分析："你的话让我觉得，也许这就是那么多的夫妇发现和自己深爱的人做爱很难的原因。这不只是你这一代人的问题，我们整个文化都抗拒脆弱性和依赖。而良好的亲密关系需要伴侣之间的脆弱和依赖。"

"也许吧，"拉图继续说，"但谁说美好的性爱需要两人之间的亲密？如果‘美好的性爱’意味着要靠在墙上做爱，他强迫我，然后在我第二天早晨醒来之前就离开呢？我喜欢自发的性。自发性所带来的兴奋感、不同的性伴侣，还有第二天早午餐之前就说拜拜的一夜情让我兴奋，我们不会相处那么久，也就不会看到彼此的缺点。有一段时间，我对这种兴奋上瘾；我也曾在某段时间里希望和某个人有更深层的感情。我有过男朋友，感觉挺好的，只不过有点沉闷。希望未来的什么时候我能找到平衡——如果那时候我还没有厌倦稳定的感情的话。”

　　这并不是他们对自由恋爱的审判，所有这些虚张声势掩盖着他们内心的不安。我在想，这种“打一枪换一个地方”的做法，究竟在多大程度上可以看作是对性爱不安全感的防备，就像避免禁忌的性爱一样。它是硬币的反面：同样的焦虑，不同的反应。他们喝醉后发生性关系，然后假装什么都没发生。他们做了，却又假装那件事从未发生过。这一切只是发生了，没有人要为此负责。虽然他们周六晚上的放浪让我们觉得他们已经远离了祖先清教徒的精神，但他们假装放浪的这个事实又提醒我们，他们其实并没有离开那么远。他们偷偷摸摸的性爱不完全是享受肉体的乐趣。如果在他们的肉体欲望中不存在哪怕一丝一毫的不道德感，他们也许就不用酩酊大醉之后再去做爱了。如果他们对性没有那么不安，他们就会把那些事放在心底，会想要保留夜晚的记忆。

　　如果拉图经常换性伴侣，就可以一直保持由自发性产生的兴奋感。如果她只有一个性伴侣，会发生什么事呢？我可能永远不会再见到拉图了，但许多来进行心理咨询的人都让我想起她。他们发现，他们以前放浪的经历对维持伴侣关系中的性爱是没有帮助的。在结婚前后，他们对性爱的看法完全相同，单一的性爱对象和结婚后的性爱是不同的。如果需要形容的话，它会被视为未来的日子里性欲下降前的最后一次欢呼。

祛除罪恶感，享用"禁果"

健康的性爱态度是基于身体的乐趣之上放松、大方、没有负担的态度，而美国的清教文化一直在反对这样的性爱态度。在每天的工作中，我都能看到它带来的影响。我工作的很大一部分就是处理人们面对性爱时的羞耻感和焦虑，他们害怕被批评和拒绝，因此逃避性爱。我帮助他们走出羞耻感，减少焦虑，帮助他们把幻想和欲望正常化，并帮助他们消除对自己身材的担忧。我们一起挖掘在他们成长过程中有关性的秘密和压抑，直面阻碍性爱表达的社会文化和家庭文化方面的原因。心理咨询能帮助他们摆脱对性爱的种种禁忌，鼓励他们追求身体的快感，帮助他们确定关系的边界，从而帮助他们提升性爱品质。前来咨询的伴侣们会一步一步地学习，解决问题的时间则顺其自然。

我第一次见到玛丽亚时，她刚经历过一段心碎的感情。之前她和那个男人在西海岸共度了两年时光，她觉得自己会嫁给那个男人，结果回来的时候发现梦想破灭了。那时，她的朋友们说，她应该找一个好男人，一个有教养的好男人，不要再找那些"花样美男"了。朋友们办了一个晚会替她相亲，那次宴会的确有效。

玛丽亚说，和尼克约会让她重新认识了爱的艺术，爱缓慢地酝酿，而她不再担忧。她对尼克不是一见钟情，而是慢慢开始爱上他。但在遇见尼克一年后，她出现在我的办公室里，问我说："性到底有多重要？我一直在摇摆不定。我知道，生活不能建立在激情的基础上，我奶奶早就说过：'你要靠什么过日子，靠浪漫吗？哈哈，孩子，你还有很多东西要学。'我妈妈的观点也差不多：'乖女儿，激情注定要消失。记住我的话，你要找的是可以和你一起生活的人。一个和你相似、有共同价值观的人。对方的容貌和钱财都不重要。'我爱尼克。我以前从没有这种安全和信任的感觉。在这么多年和那么多坏男人约会过之后，现在我终于可以自由地想一些生活中其他的事情了。但我不知道怎么了，我们在性方面不是那么合拍。这是一个问题，或者我该问，这是个问题吗？所有人都会说，激情迟早都要消退的，不管刚开始多么激情澎湃，不管性爱有多重要，是吗？"

"你觉得呢？"我提示她。

"你知道，我是怎么对自己说的吗？我会告诉自己：'姑娘，你已经享受过那些快乐了，现在你已经长大了，别再自以为是了'。"

在玛丽亚问"性到底有多重要？"这个问题三年之后，她又回来了。显然，她还没有找到她的答案。刚开始，那段感情带来的安全感使她沉迷，她可以先把性爱问题抛在一边，先不处理。她可能希望，这个问题也许会慢慢自己解决，直到有一天，障碍自己消失，一切都将水到渠成。而尼克是一个有耐心的人。虽然他对于两人贫乏的性生活不那么开心，但他不打算急着解决这个问题。不急着解决是尼克避免玛丽亚排斥的方式。在心理咨询的深入沟通中，玛丽亚对性爱问题一直显示出逃避的态度。不多的几次她主动提出性爱问题时，都是在前来咨询的时间末尾，那时我们已经没有时间讨论这个问题了。过了一个星期，我决定踩油门，加快交谈的进程。

"性爱是很困难的，不是吗？"我问她。

"什么意思？很难开口谈论，还是很难做？"她用一个问题回答我。

"很难承认。"我回答说。

"对我来说，做爱要比讨论它更容易。"

"和尼克在一起时呢？"

"和尼克在一起，不要有性行为要比谈论它更容易。"

"仔细说说吧。"

"性生活对我来说很难。很多时候我不想要。这很奇怪，因为我一直觉得自己是一个在性生活上很活跃的人。我读过关于女性性冷淡的资料，但是我和那些人不一样，虽然最近我开始有点像了。"

"和其他男人在一起的时候，性爱没那么难是吗？"

"哦，上帝，我觉得一样难。但过去我从来不必谈及这个事。我从来不必在这方面努力做什么。有时候性很自然，我们很合拍，而有时并非如此。不过反正我们的关系也不会持久，又何必为性生活烦心呢？现在，我和一个我爱的男人在一起。我觉得他很帅，他对我很好，像对一个女王一样对我，可是我不想和他做爱。我常常拒绝他做爱的要求，他会很沮丧。我对性爱不感兴趣这是事实，我很不喜欢。当我怀上我们的女儿时，说实话，我觉得这个借口让我舒了一口气。'我怀孕了'后来变成'我刚生完孩子'，又变成'我在喂奶'，后来变成'我想睡觉'。说实话，你也知道，性生活从一开始就一直是个问题。"

"那你果断地采取行动了吗？"

"逃避这个问题或者等着别人来改变，这让我很累。我和尼克一直都是这个样子。要么就有大的改进，要么我就死心了。"

玛丽亚在一个工薪阶层的家庭长大，是一名警察和一名代课老师的女儿。宗教在她的成长过程中处于中心地位，在高中阶段她念的是只有女孩儿的天主教学校。"我们在家从来不谈论性。我的奶奶有 10 个孩子，可她从来不知道女人可以有高潮。你能想象吗？从我 3 岁开始，就没有见过母亲裸体。我也从来没有见过父亲裸体。我是 5 个孩子中最小的，我们 5 个孩子都以自己的方式在反抗——虽然我的哥哥们不用遵守针对女孩儿的禁令。"

玛丽亚的话揭示了美国社会普遍的全有或全无、盛宴或饥荒的性文化。"我 17 岁时就不再是处女了。对于保守的天主教信徒来说，一旦你和一个人睡了，跟和全镇的人睡也没什么差别，而且坦率地说，与我同龄的大多数人都这样干了。"她继续告诉我，"我知道这听起来很荒唐，但我成长的地方就是那样。我家所在的斯塔顿岛像是濒危天主教徒的自然保护区。天主教在这方面很明确：结婚之前，性是一种罪恶。"

"也许吧，他们会说，性爱是一种'禁果'，为你真心相爱的人保留吧。"我回应道。

玛丽亚搬走了，上了大学，后来成为演员经纪人。她今天所处的世界和童年的那个世界大不相同。但是，这并没有完全瓦解她从小就有的心理禁锢：肉体欲望是罪恶的，尤其是对于女人来说。尽管在这些年里，她有过短暂的感情、几个月的恋情，还曾有过稳定的男朋友，但残留的禁锢思想仍然存在于她的骨子里，难以消除。表现得自由开放不意味着真正的自由开放。当玛丽亚还是单身时，她可以回避内心对性爱的潜在不安，因为当她对一段感情没那么投入时，摆脱禁锢会容易一些。但是，一旦她选择了成立一个家庭，过去的杂音就开始发出回声。

"大概每隔 6 个月左右，我会把性生活的问题拿出来和尼克谈。我会说：'尼克，我们两个的性生活糟透了。我们需要些什么，我想请你读这本书。'但尼克并不想看书，他痛恨那些书。他会说：'这不是我的问题。我们只要多花一些时间在一起就好了。你的性生活越多，性快感也就越多，对不对？'这就是他通常的回答。"

"我之前给你推荐过书，但在这种情况下，听起来就像你希望通过书来躲避问题。为什么谈谈自己、讲出自己的想法这么难呢？比如，你可以说：'尼克，我希望告诉你一些关于我自己的事情——我对性的看法和感觉。'这很困难吗？"我问道。

"这个话题太感情化了，而且让我昏昏欲睡。"

玛丽亚从小就被这样教育：没有什么有价值的东西会是免费得来的，必须通过努力来赢得一切。那些有特权的人可以不用努力，但这在道德上是有问题的。她被灌输的信条是：你应该为了家庭的利益牺牲。这也就是为什么，玛丽亚不愿意让自己那么主动，特别是在性爱方面。

"如果你真的想要某件东西，你可以提出要求。但是，仅仅是因为你需要或者喜欢就提出要求，这是自私的。如果你没有努力，就不应该得到快乐。这也提出了一个问题：你觉得自己值多少，你觉得自己应该得到多少——只是因为你是人。性爱激情只是为快乐而快乐，它是尼克无偿提供的。"我解释说。

我和玛丽亚一起，帮助她培养一种健康的应得的感觉。早上起床之后，玛丽亚会坐下来，喝咖啡、读报纸，而不是像以前一样收拾脏乱的厨房。玛丽亚会和朋友出去玩，虽然这意味着尼克要连续两天一直照顾他们的孩子。她需要从"快乐必须通过努力、通过履行责任来获得"这样的想法中暂时走出来。她的大脑原先装着一个复杂的公平和价值的系统，在那里一切都要完美地相等，这样才能不显得自私，而我和玛丽亚正在一点点凿开这块顽石。

玛丽亚一直保持这种想法："我认为我的欲望少的最大原因是，我对性爱缺乏应有的感觉，以及我内心对于是否应该追逐快乐的心理斗争，特别是面对性爱快感时内心的冲突。而且，我尤其无法解释为什么我向尼克敞开自己会感到这么不舒服。我所知道的是，我永远不能从家庭中获取额外的东西。"

"对。对你来说，家庭需要自我牺牲，而不是享受。但是一种健康的应得的心态是性爱亲密的前提。"只有当玛丽亚开始审视她对两人性生活问题的影响时，她才能更清楚地看到尼克的作用。玛丽亚把我和她在心理咨询中的一些问题拿出来去问尼克，比如："性对你意味着什么？""你的家庭是如何看待性的？""有什么重要的事件塑造了你今天的性爱观？""在性生活中，你最希望体验到什么，最害怕什么？"这些问题是积极的，促使人思考的，而且这些问题关注的并非困难，而是探索可能性。

玛丽亚知道了，在尼克眼中，性爱是一种释放和联结，代表深深的爱。当玛丽亚拒绝他的时候，尼克会觉得玛丽亚不爱他。尼克不是喜欢用言语表达的人，相反，他通过行动表达自己的爱：洗碗，擦玛丽亚的鞋子，保持冰箱里一直有巧克力，他每个周末会带着家人出去玩。他没有内疚感（而这是玛丽亚觉得困难的地方），不会陷入无休止的家务中。他会大方地表达自己对玛丽亚和女儿的感情。但在性生活中，这种温柔就不在了。尼克喜欢性爱，但也不擅长进行性爱的前戏。"他急切地想要发展到性爱实质的部分，在这部分他清楚地知道自己在做什么，而往往掩饰掉追求和浪漫的部分。就像猎物一样，你知道的。结果我就会觉得很匆忙。从看电视到在身体和精神上完全为性作好准备，尼克只需要大约两分钟，而我是个慢热的人。我会照顾他那种典型的方式，我不希望他感觉不好，所以我试图让自己快点作好准备。这是一场彻头彻尾的失败。"

对于尼克，性爱是迅速的，而对于玛丽亚，这是一种连续的乐趣，要慢慢展开。当他们单纯以性交和高潮为目标而做爱，忽略了对性爱快乐的追求时，问题就出现了。在那种情况下，玛丽亚会认为爱抚可能是自私的，是无耻而贪婪的。玛丽亚缺乏主动性，缺乏自我认可，而尼克过于急切，这进一步巩固了她觉得自己不值得被关注的想法。当然，如果玛丽亚发现尼克全心投入的时候，她就不会担心自己花的时间太长。但慢热会让尼克产生焦虑感，他害怕自己在性爱中表现得不够好。

他们的性爱以目标为导向，关注自己的性爱表现，要求双方一定都达到高潮，而我建议玛丽亚和尼克把自己从这种性爱中解放出来。这种要么成功要么失败的方法，会使性爱变得严肃，而丧失很大一部分乐趣。

"记得你们约会那会儿亲热的时候吗？"我问她，"最后一次是什么时候？"

"几年前了。我记得在一开始我们花了一个晚上亲热，在康尼岛的木板步道上进行法式亲吻。太美妙了，可是以后我们再也没有那样做过。"

"那就去做啊。"

玛丽亚和尼克之间的动态关系复杂而微妙，而大部分我所遇见的伴侣情况也是如此。这从来都不是单件事情或者单个人的问题。坞丽亚说，她希望被尼克诱惑，但她拒绝看到尼克诱惑的一面。"婚姻让我没法看到他对我的吸引力。有时我看着他，比如当他淋浴完，或者走出健身房的时候，我会想：'天啊，真帅！'为什么我一想到他是我丈夫，他在我眼中就没有那样的吸引力了呢？"

我对玛丽亚解释说，我们往往很难和同一个人既享受性爱，又同时保持长久的亲密，特别是当你认为性爱有点可耻的时候。"其实你还没有完全进入到婚姻关系中。实际上，当你用精神的力量让那部分隐藏起来时，你也让自己精疲力竭。所以你宁愿去睡觉，也不愿和丈夫做爱就不难理解了。"

　　和我们许多人一样，玛丽亚在长大的时候学会了隐藏自己的情色遐想和幻想。性爱的社会化规则要求我们隐藏自己的快乐，这是一个核心的组成部分。玛丽亚回忆起，当她还是个孩子的时候，自己甜美地探索情欲世界被母亲发现时，她的羞耻感，还有母亲脸上的表情。母亲说："马上停下来。"而另外一些人，即使父母承认性欲感觉很好，他们可能仍然还带着一点畏缩，想起父母的训诫："这必须是私下里的事。"当我们在许多年里都试图隐藏性爱之后，很难一下子使性爱开放。

　　玛丽亚以前被教育要极力压抑和抵抗那些性爱想象，今天却在努力把这些想象带入她和尼克的性生活中。去考虑尼克的感受，这恰恰就是我鼓励她做的——主导性爱，并且相信自己值得被温柔相待。同时，我鼓励她带着新鲜的好奇心与尼克相处。"你很容易就把尼克包裹在丈夫的角色里，把他看作是一个顾家的好男人，然后抱怨自己缺乏欲望。其实，他的内心有一个整体的世界，而你一直关注的只是其中一小部分。"

　　这是性爱亲密的挑战，是家庭生活中性爱的挑战；这是所有亲密关系中最令人害怕的，因为性爱亲密是无所不包的，它到达我们内心最深的地方，我们要展露那些被羞耻和内疚包裹的内在的东西。这是另一种形式的赤裸，令人害怕，远远比身体的暴露更能暴露一个人。当我们表达自己性爱的渴望时，我们冒着被羞辱和被拒绝的风险，这同样有着极大的破坏性。我曾见过一个令人揪心的案例——有个朋友特别喜欢在做爱时被自己的伴侣辱骂，这能为他带来最爽的感觉，但他同时又对自己的"特殊口味"感到很痛苦，总把自己看作是既堕落又恶心的"性变态者"。难怪我们许多人宁可选择最普通也最乏味的性爱，也不敢尝试"离经叛道"的"禁果"，以此来避免这种令人痛苦的情况。这样我们可能没什么激情，但至少我们觉得自己很正常。

但是，也有另外一些人，他们希望展现自己的不同，交出自己，冒险越过这道门槛。他们鼓起勇气，在伴侣关系中面对我们文化中对性爱的禁忌，对性欲旺盛的禁忌。他们渴望在性爱的世界里充分展现自己，而不是隐瞒自己。对他们而言，性爱绝不是肮脏的，而是一种神圣的结合，它使我们与神圣的世界联系起来。

性爱的亲密揭露了我们的记忆、愿望、恐惧、期望和斗争。当我们展露内心的欲望并且被爱人接受和认可时，羞耻感就会消融。这是一个深度认可的过程，是一个人的内心、身体和灵魂的自我肯定。当我们同时面对爱与性时，就超乎于清教徒主义与享乐主义的争论之上了。

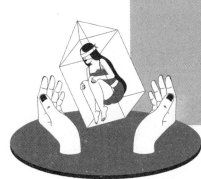

MATING
CAPTIVITY

第 7 章

原生家庭

我们性观念的源头

> 这些大人们，他们自己什么也弄不懂，还要求我们什么事都给他们做出解释。这真叫孩子们腻味。
>
> ——安东尼·德·圣埃克絮佩里，《小王子》

> 童年，像一团被遗忘的火种，它可以在我们的心中再次燃烧。
>
> ——加斯东·巴什拉（Gaston Bachelard）

许多正式和非正式的机构都在"监控"着我们的性爱方式，包括传教士、政府机构、医学界、教育界、媒体和流行文化，等等。

这些机构都通过或明或暗的影响力，几乎每时每刻都在界定和规范我们的"性福指标"。围绕性爱的"激励"和"禁令"，比如选美的容貌和身材标准，以及帅哥美女谈情说爱的偶像剧之类，几乎堪称社会发展的一个动力源。我们对性的大部分"知识"，都来自街头的风言风语、影视剧情和学校的同伴。而在我们接触到这些之前，我们首先受到的是家庭的影响。我们是社会的成员，但我们也是家长的孩子。这里所说的家长是广义的，除了亲生父母外，也包括祖父母、继父母、监护人、寄养父母，以及其他在我们幼年时期照顾我们的人。一般而言，我们小时候接触的人，尤其是那些照顾过我们的人，他们对我们性爱理念的影响，往往比之后的其他任何人都更为持久。

欲望考古学

欲望的心理往往掩藏在我们儿时的细节里，挖掘我们早期的生活经历是欲望的考古学。我们可以追溯到我们是如何学会了爱？那时我们有没有体验到快感？相信还是不相信对方？是被接受还是被拒绝？是家长观察我们的需要，还是我们在观察家长？我们是奔向父母寻求保护，还是逃离他们来保护自己呢？我们被拒绝、羞辱、抛弃了吗？我们感到约束、震撼，还是安慰？我们是不是学到了不要指望太多，心烦的时候要隐藏自己的情绪，避免眼神接触？在我们的大家庭中，我们感知到什么时候可以兴奋，而什么时候别人可能会伤害我们的热情。我们学习如何去感受我们的身体，我们的性别和我们的性欲。我们也学到了许多其他的经验教训，关于我们是谁以及如何做事的：敞开内心或是自我封闭，高声唱歌或是窃窃私语，大哭或是藏起眼泪，大胆或者害怕。

所有这些经验塑造了我们对自己的看法，以及对他人的期望。它们是每个男人和女人带入成人爱情的嫁妆的一部分。这种情感记分卡有些部分是显而易见的，但大部分是未曾言明的，甚至我们自己也没有意识到。

我们的性爱偏好源于我们生命早期的刺激、挑战、冲突。这些是如何影响我们对亲密和愉悦的阈值的，这正是我们要深入挖掘的。什么会刺激你的性欲，什么会让你的性趣丧失？什么会让你觉得无趣和不能容忍？你喜欢何种方式的亲密关系？你可以接受和你爱的人尽情追求性爱的乐趣吗？

我的一位咨询者史蒂文，他的父亲抛弃了他的母亲。他坚强的母亲重拾残局，全身心地照顾她的孩子们，并发誓不会再让任何人伤害她了。这位母亲是一名急诊室的护士，如今她拥有了自己的家，并抚养三个孩子读完了大学。史蒂文对母亲充满了钦佩和尊重，并且一直注意不要让自己成为"像亲生父亲那样的混蛋"（他的原话）。史蒂文和丽塔结婚6年了，他发现自己在躲避丽塔的接触，回避丽塔对他性爱被动的指责。而在史蒂文借口的背后，他被自己缺乏性欲以及勃起不稳定困扰着。

史蒂文越爱他的妻子、越尊重她，和她做爱就越困难。在史蒂文的头脑中，他需要一直避免任何自私或者侵略性的倾向，以实现情感安全。这种信念源于他对母亲的爱，它已经成为他的性的一部分。他越爱丽塔、越依赖她，他就越需要更谨慎，因此在性爱中更压抑。他不知道如何在情感的负担下体验开放的欲望。他的潜意识是忠于过去的。

另一位咨询者迪伦，是一位正值壮年的零售经理，对他来说，他完全不可能获得安全感，不管有没有性兴奋。他母亲去世时他才12岁，母亲是他的家庭情感的寄托。在母亲的葬礼上，他的眼睛充满泪水，他的父亲却对他说："我希望你不要在我面前情绪崩溃。"为了贴近他的父亲，迪伦剔除了自己全部的情感生活。他解释说："在我家，所有的感情都被看作是脆弱的表现。"一旦迪伦对什么人产生了感情，他会厌恶自己、苛责自己，希望能控制自己难以忍受的脆弱。那他的性爱呢？迪伦会一周去两次酒吧，和自己永远都不会认识的男人一夜情，而对方也不会知道他是谁。在匿名的性爱中，没有感情，迪伦就不会经历到他童年时的屈辱。而同时，在酒吧被许多人看中时，他也体会到被需要的快感。

很多情况下，最能激发性欲的刺激源于我们童年时的伤害和挫折，这是"情欲蓝图"的一部分，也解释了欲望的非理性。性心理咨询师杰克·莫林（Jack Morin）曾说过，情欲的想象力在于解开心结，让内心深处的负面能量得以转化。换句话说，我们在童年最痛苦的经历，在日后可能会成为我们最重要的"性趣"来源。

我们以梅琳达的故事为例。她的父亲是个花花公子，虽然梅琳达同情绝望的母亲，但她并不希望自己成为母亲那样的女人：心碎、悲惨、孤苦。相反，她不断勾引男人，站在被遗弃的妻子这一形象的反面。梅琳达要在男人的游戏中打败男人。在梅琳达看来，欲望源于求而不得，一旦她勾引到某个男人，他就失去了吸引力。为了重新确认自己的魅力，她会开始寻找下一个目标，然后再下一个，再下一个。如果没有要征服的目标，她就没办法衡量自己的价值。几乎没有什么比征服一个强大、冷漠的男人更令人兴奋的了，但最终的快感来自抛弃他——这是她为过去复仇最坚实的证明。通过无情地抛弃这些人，梅琳达追求的是确认自己和母亲不一样，自己坚强、独立，能够发号施令，选择自己想要的生活，随自己的心意可以获得或抛弃情人。当然，当她无情地把自己的脆弱排除在生活之外时，她和母亲一样孤独，因为没有爱。

想象力是情欲的核心媒介，但对许多人来说，父母的教育引起的恐惧、内疚以及不信任阻碍了性爱的自我发现。父母传递那些信息的本意是保护孩子，而这些信息却成为孩子成年后性爱焦虑的来源。

莉娜在成长的过程中一直被教育：一个贤德的女子应该梦想什么，应该做什么，可以享受什么。莉娜出生在一个保守、虔诚的宗教家庭，是家里的长女。莉娜被教育说，体面的女性会恪守严格的女性行为标准，从来不会有侵略性或者出风头，应该总是把别人的需要放在自己的需要之前。如同她的母亲（和之前几百年中的女性一样），莉娜希望自己作为一个给予者，而非接受者，她从中获得了自尊和认可。莉娜希望，当自己在家庭中不可或缺时，就可以避免爱情的变幻莫测。但莉娜的美好恰恰使她的丈夫没有性趣。莉娜在性爱中羞赧的样子，还有她缺乏性欲，都抑制了丈夫的性欲。

在最近几个月中，莉娜已经开始思考，如果她不那么勤于奉献，她的婚姻会是什么样子。莉娜在尝试，她会因为自己本来的样子被喜爱，而不仅仅是因为自己的奉献。我们一起解构"乖女孩"遗留下来的内疚、焦虑和自我克制。莉娜很想变得大胆起来，不仅要知道自己喜欢什么，而且能够去要求得到它。和丈夫一起去买维多利亚的秘密小内裤，这对于很多人来说不算什么，但对莉娜来说这就像魔术中的情节一样令人兴奋。

史蒂文、迪兰、梅琳达和莉娜在性爱中的心理问题，都源于童年的冲突。我们的性爱倾向和疑虑会在生活中慢慢变化，但它们往往起源于我们的童年经历，包括美妙的以及痛苦的经历。人的性爱想象很少是偶然的，有时我们需要通过一些心理探究来分析明白。

父母的亲密关系

我们在身体和情感上对父母的依赖，在广度和深度上都远远超过了其他的任何人、任何事物。这种依赖是如此强烈，而且我们对安全的需要是如此深刻，这促使我们去尽一切努力避免失去它。我们愿意为此抑制自己的愿望，压抑内心的攻击性。我们愿意替人承担过错，屈从于控制，变得自力更生，甚至放弃我们的需求。总之，与父母的感情联系对我们来说是根本的，我们愿意用很多自我保护的策略来维系它。

而当我们考虑到，从发展的角度看，自主性是人类最大的需求之一时，事情变得棘手起来。从我们学会爬行的那一刻起，我们就一直在努

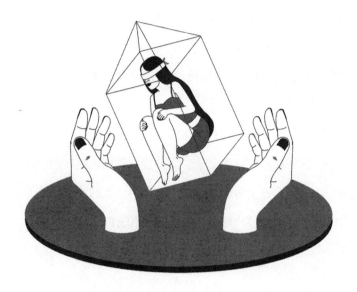

欲望的心理往往掩藏在我们
儿时的细节里。所有这些经
验塑造了我们对自己的看
法，以及对他人的期望。它
们是每个男人和女人带入成
人爱情的嫁妆的一部分。

力平衡我们对父母亲情的渴望和我们对自主性的需求，艰难地走在与父母分离的路上。我们需要父母照顾我们，但我们也需要他们给我们足够的空间，让我们建立自由的空间。我们希望父母能够扶持我们，也希望他们让我们自己走路。

纵观我们的生活，我们在依赖和自主的相互作用中挣扎。父母对依赖和自主性的反应，决定了未来我们作为成年人会如何调和这两种需求。有一点很重要，就是父母实际的行为只是问题的一部分，另一部分是我们对这些行为的诠释。在生活的博弈中，每个孩子都有自己的力量，对同一件事，一个人可能感觉良好，而另一个人可能会感到喘不过气。有些人希望父母当年能更多地参与到自己的生活中，而另一些人一想到父母对自己生活的监督和入侵，就会感到畏缩。面对依赖和自主权的表达，每个家庭都有自己更倾向的回应——我们有时会得到奖赏，而有时则会感到挫败。在父母的给予与付出中，我们确定了我们可以放心地体验多少自由，而家庭的亲密在多大程度上会压抑我们的需要。最终我们形成了一套信仰、恐惧、期望的系统，　些是有意识的，另一些可能是无意识的，这影响着我们与他人的关系。我们把这些包在一个整洁的包裹里，并把它交给我们的爱人。并且，这种交换是相互的。

我们的整个情感历史会在性爱中展现出来，这并非巧合。身体是我们用以沟通的最纯净、最原始的工具。正如作家罗兰·巴特所说的那样："我用语言掩盖的东西却从我的身体流露了出来。我的肉身是个幼稚而倔强的孩子，尽管我在语言上是一个十分世故的成年人。"换言之，身体的接触才是我们真正的"母语"——在我们张口说出第一个字之前，身体就是我们与世界沟通的方式。从胚胎形成的时候，爱的营养就通过身体的连接，从母体涌向孩子。

身体感觉支配着我们对环境的最初认知，以及我们与父母最早的互动。身体是皮肤感官享受的记忆库。在我的办公室里，我经常听到男子或女子恳求对方："你能抱我一会儿吗？"拥抱对于安慰一个 40 岁人的作用不亚于它对一个 5 岁孩子的安慰作用。身体也是我们经历过的痛苦和挫折的仓库。我们的身体以自己的方式巧妙地记得我们的大脑选择忘记的事情，包括愉悦与痛苦。也许这就是为什么我们最深的恐惧和最恒久的渴望会在亲密的性爱中出现：我们巨大的需求、对被遗弃的恐惧、对被吞噬的恐惧，以及对无所不能的向往。

亲密的性爱是一种既需要敞开内心又以自我为中心的行为，需要我们给予并且接受。当我们进入爱人的身体，进入对方的情欲空间，不用害怕被吞没或者迷失自己。同时，我们也需要能够进入自己的内心，能够在爱人面前沉浸于自我中。要相信当我们从自我中走出来的时候，爱人依然还在；相信当自己暂时沉溺其中时，爱人并不会有被排斥的感觉。在与伴侣亲密时，我们不应害怕被吞噬自我，而同时，在感受到自我的独立性时，我们也不要担心被爱人抛弃。

挥之不去的童年

有的人在情感层面上能够实现自我与他人之间的平衡，但在身体性爱中却一再失败，我对这种人的内心世界一直很感兴趣。性爱中强烈的合为一体的感觉，以及伴随而来的失去自我的感觉使他们采取防卫行动，或者是停下性爱，或者把欲望导向其他的方向。精神分析学家杰西卡·本杰明（Jessica Benjamin）写道："孩子争取自主权的斗争，长大后往往会体现在性爱的过程中。"事实上，不仅是孩子，大多数成年人也是如此。

我记得詹姆斯第一次来到我的心理咨询室时，他坐下来说："斯特拉和我的婚姻很幸福，但性爱一直是个问题。"詹姆斯的核心问题是，他和斯特拉在一起时感到欲望被压抑着，性爱问题会使他紧张。无论最初感觉如何兴奋，可当斯特拉靠近他时，他每次都会极为关注自己的表现：我会硬多久？我会射得太早吗？能不能让斯特拉高潮？对他而言，性爱成为一个冲向终点的比赛——他能在还硬的时候抵达终点吗？过于关注性爱表现使詹姆斯无法享受到性爱的愉悦。他没办法放开，不能尝试新的东西，他觉得任何偏离常规的东西都会损害他的性爱表现。这种焦虑产生了涟漪效应，詹姆斯的压抑也扼杀了斯特拉的激情。她感觉到詹姆斯不投入，说詹姆斯不够专注，这么多年来她一直在为此抱怨。

"能讲讲你的母亲吗？"我问詹姆斯。

"我的母亲？你不会浪费时间吧？几年前，我去看过一位心理医生，她也让我谈谈我的母亲，可是一点用也没有。我妻子和我妈妈一点都不像。"

"在进行心理咨询时，我会回溯找根源。放心，最终结论肯定不会是你的妻子和母亲是一样的。但是，我们第一次了解爱和亲密关系都是在家庭中。我们其他的社会关系——朋友、情人、老师、爱人——都不会有那么深远的影响，这就是为什么要请你讲一讲你的母亲。"

詹姆斯告诉我，他一直极为关注母亲的心情，而他的母亲经常处于孤独和悲伤之中。她无法忍受噪音，不喜欢家里乱糟糟的，当詹姆斯和妹妹吵闹时，母亲会情绪波动。她是一位好母亲，但要求很高。

"我总是觉得很难满足她的那些要求，每一件事都清楚、有条理，她才觉得可以。"詹姆斯的这番话，表明母亲很依赖他，她需要儿子的支持和陪伴（她把詹姆斯的爸爸只看作提款机）。看见我向他点头，詹姆斯继续说："当我长大之后，想要和朋友一起做什么事情的时候她总是很沮丧，她说'好好玩'的语气让我很难和朋友开心地玩。"在长大的过程中，不要让母亲不开心的想法和独立的想法一直在詹姆斯心中斗争。"我拿到斯坦福大学的奖学金，从东部跨过整个大洲，到西部去上大学，这可能是发生在我身上最好的事。她无法让我放弃这个机会。我离开了，但我满怀愧疚。"

詹姆斯第一次见到斯特拉的时候，就完全被她吸引了："她的一切都那么优雅，充满活力，多姿多彩。这个女人不害怕彰显自己。她充满阳光。"斯特拉和詹姆斯的母亲完全相反，在爱一个女人的时候，詹姆斯第一次不觉得自己背负着责任和内疚。事实上，斯特拉经常拒绝詹姆斯太过迁就的行为，她告诉詹姆斯，那让她感到窒息。詹姆斯讲起那时候，他要自己去做什么事情而不和斯特拉在一起，讲到那会紧张的心情时，他笑了。他特别害怕令她失望。他问斯特拉"你介意吗"的语气让斯特拉都要疯了。最终，斯特拉厉声说："我告诉你，我不是你的母亲，你要做什么不用得到我的许可。"斯特拉再三告诉詹姆斯，他可以和一个人亲密——包括亲近、关怀，让彼此感到安全，而无须刻意牺牲什么。斯特拉强调自己的独立性，她一次次地告诉詹姆斯，她并不脆弱，她的幸福不完全取决于他。爱情不需要以抹去个人独立性为代价。

詹姆斯和斯特拉在许多方面有一个令人羡慕的婚姻。他们彼此欣赏，现在他仍然能逗她开怀大笑。对于詹姆斯的平面设计作品，斯特拉是最激烈也是最值得信赖的评论家。詹姆斯会补充说："其他一切事情也是如此。"斯特拉很清楚自己在婚姻中的位置，她说："即使是我讨厌他的时候，我也从来没有厌倦他。当我厌倦的那一天，我就会离开。"在他们共度的 31 年里，他们抚养了四个孩子，装修过两套房子，经历了双方四位老人的去世，熬过了斯特拉乳腺癌的艰难时光，并且迎来了第一个孙子出生。这是他们的故事中光明的一面。

但在这样美好的婚姻中，性爱一直是他们的雷区，他们最激烈的争吵都是为此发生的：斯特拉想要，而詹姆斯不想；斯特拉想和詹姆斯讨论性爱的问题，而詹姆斯拒绝，于是斯特拉会很生气，詹姆斯为自己辩护，两人激烈争吵，然后又慢慢复合。这种情况在他们多年的婚姻中重复出现，而最近情况更糟糕了。

这么多年来，斯特拉一直照料着他们的性生活，她很不满："在两人的世界中，只有我一个人在考虑性问题、想要性爱、引导性爱发生，没有性爱的时候只有我一个人抱怨。如果我把这个问题让詹姆斯管，我们的性爱生活将是一片沙漠。"而斯特拉不在场时，詹姆斯私下承认，只有当他有理由相信斯特拉一定会反应冷淡时，他才会提出性爱的要求，詹姆斯通过这种方式承担自己在婚姻中应有的性爱责任。斯特拉憎恶自己是那个"一直都要做的人"，但她不敢停下来不做，害怕那样就完全没有性爱了，那是个难以承受的空白。她觉得詹姆斯可能对她没有欲望，但非常害怕确认这一点。

随着斯特拉进入更年期，她的性欲一落千丈，而她最担心的事情被证实了——过去她主动掩盖着詹姆斯缺乏性爱主动性的事实，而现在这个事实赤裸裸地展现在她的眼前。想到未来没有性爱的生活，她感到绝望。"我们就像室友一样。这一次，我真的需要他付出努力，但他不会。"我告诉斯特拉，虽然看起来是詹姆斯不愿意，但实际上可能是他不知道怎么做。更年期的到来，破坏了一个自两人性爱伊始就固定的模式。他们很快就会发现，更年期也带来了新的可能性。

詹姆斯急于把缺乏欲望的问题归根于自己过于关注性爱表现。他认为自己会表现不好，而他的焦虑使这个预言成真。每次表现不佳的时候，他都会没有自信，感到怯懦。他害怕自己无法勃起，于是宁可在性爱开始之前就停下来。而在这一切之中，有一个意外而有讽刺意味的事情：詹姆斯特别关注自己的性爱表现，关注自己勃起的时间，而他的视线中完全没有斯特拉的存在，所以，虽然詹姆斯觉得自己完全专注于她，但斯特拉觉得詹姆斯把注意力放在别的事情上。而这也是他们常常争论的问题。我告诉詹姆斯，仅仅关注性爱的身体行为——关注性爱表现——反而会压抑欲望。这个角度太狭隘了。我认为，光想象和妻子的性爱就让詹姆斯不堪重负：让妻子动情，对妻子自由地表达他的欲望。

当我问詹姆斯，有没有什么时候他对性不感到焦虑时，他回答说："只有在我自慰的时候。"这是个很重要的回答，因为它证实了詹姆斯没有生理方面的问题，单纯从器官的角度看，他没有问题。在自慰时，詹姆斯没有照顾他人需求的压力，他可以很好地照顾自己的需求，自慰时他幻想中的女人淫荡而诱惑，而且绝不脆弱，因此詹姆斯不用担心他的自私可能会伤害她，他可以毫无内疚地享受身体的激情。而和妻子在一起时，他从未有过这种自由。明白了这一点，我们就发现了阻碍詹姆斯和斯特拉性爱美满的原因。

由此可见，詹姆斯不知道如何和自己爱的女人享受性爱，是因为他无法调和取悦自己和取悦爱人，结果是两边都没有做好。即使在家庭中，他也能在情感和理智上保持强烈的自主性：他不喜欢妻子的音乐品位，拒绝穿意大利西装，有一年他甚至不顾妻子的意愿投票给共和党。但在性爱中，这种自主性消失了。詹姆斯担心，当投入到自己的欲望中，甚至有时会忘记斯特拉，她会被深深地伤害，而无法原谅他。

虽然詹姆斯可能没有意识到，但他的性爱蓝图上充满了他与他不幸的母亲的关系留下的痕迹。在与斯特拉的性爱中，他又立刻回到了童年最初的样子：是满足自己的需求，还是保持与她的亲密关系？这是一个难以取舍的选择。童年时他内疚的感觉转化成了性压抑，也许这就是为什么詹姆斯把妻子的欲望看作是要求而非邀请。他看到的是义务而非诱惑。欲望对詹姆斯来说变成了责任，而且他还有压力、内疚和焦虑——这些都压抑人的欲望。

重建性爱模式

詹姆斯和斯特拉这对长久的伴侣被性爱的问题难倒了。过去他们把性爱的问题归咎于对方或种种外在因素，他们认为这个问题就像截肢一样是恒久的、不可逆转的。多年来詹姆斯一直停留在一个无奈的表达中："我们的问题肯定是有原因的，肯定是一个人的问题，如果不是我的错，那么是谁的错？那就一定是斯特拉的错，应该怪她。"在重新解读詹姆斯缺乏欲望这个问题之后，我认为问题的根源是他童年经历的影响。于是詹姆斯开始同情自己，同时，我要求他现在就承担责任、采取行动。我和詹姆斯一同解开自责和责任的纠葛，并且制订了行动方案，这使他大松一口气。对于斯特拉而言，找到这个新的原因让她找回了一些自尊心。

我希望詹姆斯能对性爱中的独立性感到舒服，并且向他解释清楚：独立性并不意味着冷漠。我请詹姆斯不要再一直关注斯特拉，而是做以前没做过的事情，只控制自己。

　　鉴于此，我建议詹姆斯和斯特拉一起尝试着去做以下几件事。首先，不要在卧室做爱，那里有太多不好的联想，仿佛带着性爱"失败"的诅咒，床上似乎写满了"失败"二字。床会让你们没有感觉，所以，在家里找一个其他的地方。然后，我想请詹姆斯在斯特拉旁边自慰，让他体验到自己在她面前满足的可能性。注意那种紧张和内疚的感觉，注意它，但不要试图避免它。

　　我选择自慰这个办法有以下几个原因。首先，这是一个詹姆斯可以自由放松的性爱方式。其次，他可以完全以自我为中心，不必承担取悦妻子的责任。第三，我希望詹姆斯可以通过它明白，顾及自己的需求不一定会伤害妻子。而让斯特拉在他身边，可以帮助他在不内疚的情况下沉浸在自己的欲望中。最后，这可以减轻他对自己性爱表现的焦虑。在她面前自慰的行为本身像是一场盛大演出，斯特拉是唯一的观众。詹姆斯可以第一次意识到，自己享受的时候，斯特拉也可以理解。当詹姆斯在性欲中畅游的时候，让斯特拉观看本身就是一个亲密的礼物。

　　这些层面都有助于创建一种现实，一种完全不同于詹姆斯和母亲在一起时的感觉。毕竟，我们不会在我们的父母面前自慰，但我们可以在爱人面前这样做。当然，在我提出这个建议时，我也考虑了斯特拉的困境。当詹姆斯和她少有身体接触、需要斯特拉开启一场性爱时，斯特拉的心中是怨恨的。事实证明，詹姆斯的谨慎会让人失去欲望。他的殷勤让她感觉负担，他的顽固让她头疼。在心理咨询的开始阶段，詹姆斯曾经告诉我说，斯特拉的脾气很糟糕。"虽然这可能是事实，"我告诉他，"但如果你更多地和她做爱的话，你会发现她的脾气会不一样。当一个人的身体没有被触碰、抚摸、拥抱、取悦的时候，那种沮丧的感觉会让人发狂。你说的坏脾气可能是斯特拉的欲望得不到满足而转化成了愤怒。"

我把下面这些话告诉了斯特拉，而这些话，我已经告诉过很多像斯特拉一样完美的妻子——但同时也是性爱贫瘠的人："你知道他爱你，你从来没有怀疑过，这也是为什么这么多年来你一直和他在一起。你感到难受是因为你从来不觉得他对你有欲望。你觉得你们之间做爱是要靠你发起，而事实也的确如此。为了感情的安稳你放弃了性爱，这是一个残酷的交换。"这时，像冰山融化一样，泪水在斯特拉的脸上滚落，这些泪水诉说着她这么久以来的渴望和低落。面对丈夫多次的拒绝，她很难不把这个看作是自己的问题，觉得自己让丈夫没有欲望，从而陷入自我怀疑中。

此外，我对詹姆斯说："爱和欲望是不一样的，舒服不代表性感。你妻子知道你爱她，可她想要觉得你对她有欲望。她想知道你的饥渴，她把这看作是和自己的比赛。你无法在性爱中放松，无法沉溺在自己的欲望中，这让她感到沮丧。你的被动让她生气，你的体贴和她幻想的性爱失控的愉悦是相反的。你清楚表达出来的欲望才能让她挥洒自己的热情，因为和一个放不开的人在一起，她很难热情起来。"

自慰实验只能看作是部分成功，它的效果一般，但是事情不会总是有突然的戏剧性转变。詹姆斯的自我意识战胜了他自己，过去他一直把自慰看作是私人的乐趣，不希望分享。

但是，几天之后发生的一件事成了一个真正的转折点。詹姆斯和斯特拉吵了一架。斯特拉很沮丧，她觉得事情不会改变了。一开始詹姆斯想要和她做爱，但他怕这不是她想要的，因为斯特拉看起来很生气的样子。但最终詹姆斯战胜了尴尬的感觉，还是抱住了她。虽然一开始斯特拉没有反应，但是詹姆斯还是坚持抱着她。如果在过去，詹姆斯肯定早就放弃了，因为他只关注斯特拉是不是想要，过去是斯特拉在管理两人的性爱。这一次，他坚持了他自己的选择，坚持自己的感觉，并且意外地被激起了欲望。他轻抚她的背，她开始冷静下来。她知道他在陪着她，会拥抱她，能承受她的激情。他们都把那次做爱称作"美妙的一次"。那次做爱不是激情四射的做爱，恰恰相反，他们陶醉在安静的激情中，是两个久别的身体重逢时的交流。

性爱模式的建立需要两个人共同实现，但改变它则需要其中的一个人率先"打破僵局"。詹姆斯在随后的几次心理咨询中，把自己在那次性爱中的表现兴奋地描述成是"大胆而持久的"。他惊讶地发现，当自己处于控制地位时，会让自己十分兴奋。通过占据控制地位，詹姆斯终于能够在性爱中让自己的激情得到充分的释放。他和斯特拉多年来形成的性爱僵局已经开始被打破。詹姆斯把自己从长期的被动姿态中解放出来，虽然可能只是暂时的，但这让詹姆斯充满了希望，他看到了新的性爱的可能性。这是多年来他第一次幻想他的妻子——他们可以一起做什么，可以在哪里做。他找回了原来在焦虑中丢失的那部分。

值得指出的是，在那次性爱（及后来的性爱）中，詹姆斯没有出现早泄的问题，而且他也不再担心这一问题。当做爱感觉像是一项任务时，早点射精是有用的——这可以快速结束他不适的感觉。而当爱人自由地投入到性爱中，把被动变成主动的行为，就没有早些结束的必要了。比起品尝性爱中的相互信任和亲密的感觉，对终点的期待就没有那么重要了。

我认为，"早泄"这个词是一种误导，这不是一个时间的问题，而与缺乏做爱的意愿有关——用"非自愿射精"来描述这种情况更为恰当。一旦詹姆斯获得了对激情的掌控，他也就可以掌控自己的时长。

在我与詹姆斯和斯特拉夫妇的交流中，还有一个有趣的细节。詹姆斯告诉我，在一系列的心理咨询开始后，每次他和斯特拉做爱都是在争吵之后。"我感觉有点困扰，"他承认道，"虽然也不清楚争吵刺激了什么，但我希望做爱不一定需要先争吵。"

"愤怒和兴奋的关系很复杂，"我继续解释说，"从生理学角度看，愤怒和性兴奋有很多共同点，在心理学上也是如此。在你的案例中，我认为愤怒使你更大胆。愤怒把你从顺从中解放出来，你更有权利选择去做什么。愤怒突出了你的独立性，它和依赖相反，这也是为什么愤怒可以有效地激起欲望。它带来你所需要的距离感。如果成为一种习惯，它可能是有问题的。但无可否认，愤怒是一剂强大的兴奋剂。"

在多年的心理咨询生涯中，我遇到过很多像詹姆斯和斯特拉夫妇这样的伴侣，他们的日常生活多姿多彩，却唯独在性爱方面乏善可陈。我和他们一起探讨性爱问题之下的情绪暗流，探索问题的根源，以及那些问题一直延续下来的原因。一般而言，当他们开始了解自己的过去、真正找到自己的内在需求并在性爱中遵从自己的内心，暂时抛掉所谓的感情因素，充分"自我放纵"时，他们多年来性爱不和谐的问题就会很快迎刃而解。

不妨"自私"一点

我们普遍认为，我们和某人越亲近，就越容易摆脱对性的禁忌。但是，这只是一部分事实。亲密可以使人产生欲望，但是性快感也要求当事人具有足够的独立性。性爱激情要求我们能够暂时从亲密的关系中走出来，转向自己，专注于我们自己的感官享受。在性爱中，我们更需要关注的是自己，要"自私"和"无情"一些，也就是暂时"屏蔽"掉与自己伴侣的感情因素，这样才能真正享受性爱。

在爱人暂时离开时相信爱人的忠贞，这种能力我们从童年起，在人与人的关系中就开始形成。婴儿们会玩躲猫猫的游戏（大人用双手遮住自己的脸，让宝宝觉得大人"突然不见了"，同时，大人用语言吸引宝宝的注意），那时的我们能容忍的距离只有手指那么宽。孩子们相信，即使我现在没有看到你，但是你依然还在，这使游戏得以实现。年龄较大的孩子会玩捉迷藏，他们知道会有人来寻找他们，他们先是因为躲藏而紧张，在之后被发现的时候会放松下来。情欲的亲密是一个成人版的捉迷藏游戏。当我们还是孩子的时候，关系越稳固我们对于距离的承受能力就越强。我们知道，当我们暂时离开去追求什么的时候，爱人会等我们回来，不会因为我们自私的追求而惩罚我们，甚至可能会为此赞扬我们。

性心理学家迈克尔·贝德（Michael Bader）在《前戏：性幻想的秘密逻辑》一书中，把自私与性无情的概念联系起来，并将"性无情"定义为"欲望的一种特质，可以使人完全沉浸在快感的节奏和欲望中，而不会感到任何内疚、担忧、羞耻"。贝德强调了区分的重要性，也就是在另外一个人在场的情况下，坚持自己。如果缺乏这方面的能力，就可能像詹姆斯一样无法和斯特拉享受热情的性爱。

原始的欲望可能让我们觉得自己很卑鄙，充满兽欲，甚至残忍。性爱会让人感受到掠夺、贪婪的攫取。任何我们对于获取的内疚情感，包括为欲望、激情、放荡感到羞耻，都在原始的性爱中更为凸显。在性爱中，我们之前的经历所塑造的对于获取的禁忌都会显现，我们的性爱蓝图详细列出了这些禁忌。除了家庭影响，我们还受到文化的影响。我们被社会化，学会了控制自己、克制冲动、驯服内心的野性。因此，为了扮演尽职尽责的公民和配偶的角色，我们修饰自己，掩盖我们的欲望，掩藏我们在性爱中暂时把爱人物化的需求。

对于许多人来说，与爱人在一起时他们很难突破"不要无情"的禁令，很难在欲望中放纵自己。性兴奋要求人自我专注、甚至抹杀对方的存在，这与亲密关系的理想模式是冲突的。有的人只有在和不太熟悉或者不关心的人在一起时，才可以尽情地放纵欲望，而一夜情、色情片、网络性爱等都带有这种距离感，甚至是匿名的特质，人们无须承担亲密关系的责任，从而可以尽情地享受欲望。显而易见，这些有距离感的情况大多发生在家庭以外，在那里对独立性的需要没有那么强烈。和那样的性爱伙伴在一起，人们感到了一种保护性——如果你不会和这个人太亲近，你就不必担心陷入其中或者丧失自我。

在我看来，在我们的亲密关系中，彼此都多一些"自私"和"无情"的感觉是解决欲望问题的一个有趣的方法。虽然乍看之下可能会显得冷漠，甚至漠不关心，但这种无情的感觉其实是植根于爱情和安全感的。能够不带丝毫内疚或烦躁地完全放纵自己，这是一种难得的体验，因为我们知道我们的亲密关系足够广阔，足以包容我们整个人。在性爱的邂逅中，我们达到了一种独特的亲密关系，它超越了礼貌的亲密关系，容纳我们不羁的冲动和原始的欲望。身体摩擦产生的热量，是其他温柔的爱情表达方式不容易实现的。于是我们看到这样一个矛盾："无情"恰恰是实现"有情"的方式。性爱的亲密使我们进入一个不受拘束的状态，在这里我们品尝着自由的甜美。在这种状态下，我们暂时走出了自己内心深处的阴影，走出了童年的记忆和爱情的习惯，也挣脱了种种文化的无形束缚。

亲密关系的核心问题在于，在爱别人的时候不要丢掉自己。我们处理感情和自我双重需求的能力源于我们还是孩子的时候学会的东西，而且往往需要我们一生的实践。它不仅影响我们如何爱人，而且影响我们如何做爱。性爱的亲密关系给予我们发现自己和沉醉忘我的双重承诺。我们在性爱的亲密中体验到融合，也体验到完全的自我沉醉，既相互关爱又关注自我。和爱人水乳交融，同时又沉湎于自我，这种神奇的状态堪称神秘。我们和爱人体验到合为一体的感觉，这又依赖于我们承认自己不可分割的独立性，也就是说，要想享受合为一体的感觉，我们要先获得独立性。

第 8 章

为人父母

孩子是父母性爱的"终结者"吗？

先有男女之间的性爱，才有孩子的出生。孩子承载着一对伴侣的激情，才得以降生。然而有了孩子，夫妻之间的性爱质量却常常受到威胁，这颇具讽刺意味。性爱使孩子出生，可是一旦孩子出生，性爱往往却被抛弃了。即便当孩子不是以这种方式来到这个家庭时，孩子对夫妻性生活的影响也丝毫不减。许多来我这里咨询的夫妻都把他们的性爱问题回溯到第一个孩子降生的时候。为什么为人父母常常给性爱带来致命的打击呢？

从二人世界到三口之家的转变，往往是一对夫妻一生中经历的最严峻的挑战之一。伴侣双方都需要花大量的时间（以年为单位，而不是以星期为单位），才能在新的世界中找到自己的坐标。孩子的降生引发了我们心态的变化，我们与每个人、每件事的关系都因此发生了变化，包括与自我的关系，与爱人、朋友、父母、公婆的关系，以及我们的身体、经济和工作生活等也发生了变化。事情的优先性转移到孩子身上，

155

我们的角色重新定义，自由和责任之间的平衡发生了巨大的改变。我们深爱上我们的孩子，正如以前和爱人坠入爱河一样，沉湎于爱情中，把其他的一切都放下。孩子的到来需要家庭资源的重新分配，这样一来给夫妻的资源就少了：时间少了、沟通少了、睡眠少了、自由少了、亲密少了，连各自的隐私也少了。即使这些夫妻再三描述新生命的到来使他们感到多么幸福、多么满足，但他们也承认此后的性爱质量受到了很大的损害。

最终，我们大多数人在新的三口之家中重新认识自己。从最好的角度来看，我们更熟练地掌握了照顾孩子的技能；我们获得了我们所需要的支持；我们进行了家庭生活和工作的分工，让每个人都满意；我们安排人照顾孩子，我们与其他家长联系，我们在忙碌中寻找零碎的时间让自己放松……运气好的话，我们可以安睡整晚。我们又开始去健身房锻炼，在下一期杂志送达之前赶紧把这一期读完，同时我们设法创造一些自己社交生活的空间。

对于某些人来说，这时浪漫开始重新回到我们的生活中。我们回想起性爱的快乐，性爱让我们感觉很好，让我们感觉更接近。正如我的朋友克拉拉所说："在为人父母之前，我们很容易忘记我们是相爱的，性爱重新确证了这一点。性爱提醒我，我选择了我的丈夫迈耶是因为我爱他，如果今天重新选择，我还会选择他。对我来说，这就是浪漫。"

不过，有些夫妻会回到彼此吸引的状态，可有的夫妻则会慢慢徘徊走上相互疏远的道路。重新找回性爱的亲密并不总是一件容易的事情。对于如今美国的夫妻来说，不论身处什么阶层，人们的工作都非常劳累。因此，我们几乎是把性爱排在我们的日程表之外，我们有更迫切的事情要做，性爱成为备选项。家庭生活感觉像持续的排序：什么事情需要我立即处理，什么可以放一放，以后再做。我们把各种要求安置到适当的位置上：关键事项、重要的事情、梦想的事情、应该做的事、微不足道的事、琐事、"等哪天有时间再做"的，还有"一辈子都不会去做"的事。在这个待办事项表中，性爱往往排在底部，永远在为其他更重要、更日常的事情让步。

但为什么我们与伴侣的性爱会变得不如以前？厨房没有收拾这样的事情真的有那么重要吗？还是在我们愿意放弃性爱的背后有更神奇的原因？也许现代的美国文化中有某些特别的东西加强了父母之间的性沉默，又或许，在家庭的背景下，人们就是很难去拥抱性爱。

为人父母之后，一切都变了

孩子出生之后，安全与稳定获得了全新的意义。翻开任何一本育儿书，你会发现满书都是在强调可预见性、规律性，强调孩子们需要一个安全的基础，才能有足够的信心走出去，融入和探索自己的世界。为人父母要求我们变得稳定、可靠、负责。我们让自己稳稳地踏在地面上，这样孩子才能学会飞翔。甚至在孩子还未降生的时候，我们就要检查购买的健康保险，购买有安全气囊的汽车，搬到能付得起的最好（即最安全）的生活区域。此外，我们还会减少饮酒量，戒掉烟瘾，冰箱里除了六听装的饮料和调味品之外，也开始有了其他的东西，比如各种营养食品。

我们做这一切是为我们的孩子，但也是为了我们自己。面对为人父母这个巨大的未知命题，我们尽力构建更多的安全感。我们力求通过创建安全环境，来包容不可预知的事情。我们处理问题，排列优先次序，我们变得严肃起来。在这个过程中，我们抛开轻浮、不成熟、不负责任、鲁莽、过度和没有价值的事情，因为那些事情和我们的主要任务——组建一个家庭相冲突。

"我的孩子吉米出生的时候，我放弃了骑摩托车，因为有了孩子，所以我绝对不能出现任何交通事故。""我是一名雕塑家，但我现在从事的这份工作是为一家高端投资公司做 PPT，因为待遇很好，有很好的福利，只要能连续在那里工作 5 年，我就不必担心退休金和贝基的大学教育基金了。而这一切，都是为了我的孩子。""我不会在派对结束之后凌晨 5 点钟回家了，因为我现在要 5 点 30 分（或者当孩子不累人的时候，6 点 15 分）起床。""在有孩子之前我们做事都凭一时冲动。我们决定去野营的时候，就把帐篷扔到车里，然后直接开车出发。我会在下午 5 点 15 分的时候给妻子道恩打电话，告诉她晚上 9 点钟会有一个乐队表演，她也会准时到达表演现场。而现在，我们会买季票，但也会放弃一半的表演。"这些，都是不同的咨询者告诉我的原话，他们的共同特征都是有了孩子。

家庭生活在舒适和一致性的气氛中会十分美满，但是，性爱依赖于不可预测性、自发性和风险。欲望是一股不喜欢被束缚的力量，当它变得重复、习惯，成为定规，它就面临着死亡。那时，欲望的力量将转化成无聊，甚至转化成更剧烈的排斥。性爱是失控的先驱，它充满着不确定性和脆弱性。但是，随着孩子来到这个家庭，我们对不稳定情绪的忍受力也随之降低，这也许就是为什么性爱会退居到家庭生活的边缘。家庭生活所抵御的不确定性，正是性欲赖以生存的因素。

有许多人沉浸在为人父母的角色中，甚至当他们可以走出这个角色的时候，他们也无法走出来。

"当我们把所有的玩具都归置好了，我还想不起做爱，这时我知道我们陷入了困境。"一位前来咨询的家庭主妇斯蒂芬妮充满痛苦地对我说，"然后我们还要洗盘子、洗衣服、结账单、照顾狗，这个待办事项清单永远不会完成。似乎家庭琐事总是胜过了做爱，我和沃伦之间的亲密淹没在这些混乱的事情中。如果有人问我：'在拖厨房的地板和与丈夫做爱之间，你会选哪个？'我当然会选做爱。但是在现实生活中呢？我推开沃伦，拿起了拖把。"

扔掉拖把很容易。像很多母亲一样，斯蒂芬妮不喜欢打扫，尽管她知道清洁的家庭是一个成功主妇的象征。但是现在，她发现自己不可抗拒地被打扫和清洁吸引着，仿佛外在的洁净可以给她带来内心的平静。在一定程度上，事实的确如此。虽然待办事项清单让她憎恶，但是把清单上的事情完成使她拥有一种控制感和舒适的感觉，比如足够三星期吃的麦片和罐头鲑鱼、整洁的衣橱、按大小排序的鞋子，等等。这些行动可以带来即时可见的效果，但抚养孩子的事情她无法看到结局而心怀恐惧，相比之下那些行为更可掌控。

拥有孩子是幸福的，是值得高兴的事情，是一个奇迹。不过，孩子也给家庭带来了负担。这些甜蜜的负担使父母充满了深深的脆弱感，以及失控的感觉。我们害怕有什么不好的事情发生到孩子身上，更害怕失去他们。拥有孩子让我们陷入持续的焦虑中。我们是那么爱孩子，我们要不惜一切代价来保护他们。我们可以让自己对这些可怕的想法麻木，但是我们无法纠正它们：孩子还好吗？你能判断吗？我这样处理对吗？或者我们应该现在开始攒医疗费和大学教育的费用？在这些艰巨的问题面前，斯蒂芬妮慌忙地捡起了拖把，虽然她可能不必打扫家里。因为面对情绪的混乱，做卫生能给她找回一些控制的感觉。

事实上，斯蒂芬妮曾是个相当邋遢的人。"在我有孩子之前，我从来不会清理冰箱里的蛋杯。家里很凌乱，到处都是书，文件也随便乱放。我从来不觉得这是乱，而是觉得舒适。但现在我得掌控我的环境，我要和混乱作斗争。一旦我放下手头的事情去看电视，或者，天啊，和丈夫亲热，那股混乱的力量就会汹涌而来，我要和这种混乱作斗争。"

在杰克出生之前，斯蒂芬妮曾经在一家国际航运公司担任办公室经理，她一直计划着在休完产假之后返回工作岗位，但杰克的出生改变了这一切。她舍不得离开孩子，而且在算过之后她发现，如果她去工作，她收入的大部分也会贡献给保姆。所以，5 年过去了，她一直在家照顾孩子。

"有一个 5 岁的孩子，还有一个两岁的孩子，我一周 7 天、一天 24 小时都在照顾孩子。如果还有一点时间，我想留给自己。当沃伦靠近我时，感觉就像一个额外的人要从我这里要走什么东西。我知道这不是他的本意，但这就是我的感觉。我没有什么可以给他的了。"

"什么时候性亲密成为他一个人的需要了？你不想要那种亲密联系吗？"我问她。

她耸了耸肩："不太想要。我一直在想这种亲密感会回来的，但是我也并不想念那种感觉。"

斯蒂芬妮的欲望一直处于停滞状态，但沃伦的挫败感一直在上升。

"我什么都试过了。"他告诉我，"她需要帮助，我给她帮助。我刷碗，让她周末睡懒觉，我把孩子带出去玩儿，这样她能有自己的时间。但是，你知道的，我也有工作，我的工作也很忙。我不是在野餐。她觉得我只想和她做爱，但是，不是的。我想回家的时候和妻子在一起，但是，现在我的妻子已经完全变成了一个母亲，她只关心孩子。我们要计划什么，我们要做什么，我们要买什么，这些都是孩子的。我们能暂时放下来，歇一歇吗？"

"你看过《日落之前》这部电影吗？"我问他，"电影里主角杰西有一次在说，他觉得他在和一个自己以前约会过的女人一起运营一个护理中心。"

"对，就是这样！"沃伦说。

"你曾觉得快乐吗？"我问。

"哦，我们在一起很快乐。我们一家在一起做了很多事情，我很喜欢。上周末我们去采摘苹果。我们会一起骑自行车，去公园做这些事情。拥有孩子是一件美妙的事情，我们开怀大笑。斯蒂芬妮是一个了不起的妈妈，她一直在找一些我们可以一起做的新鲜事。"

"两个人在一起？还是全家在一起？"

"全家在一起。"他抱怨说。

欲望的转向：从丈夫到孩子

斯蒂芬妮充满创造力，她带领全家参加了很多活动，包括艺术项目、自然之旅、参观博物馆和消防站、看木偶戏、自制饼干、烘烤糕点、派对，等等。几乎每天她都在想一些可以和孩子一起做的愉快新奇的事情，母爱在她体内涌动。看到斯蒂芬妮与家人的互动，很明显，当她成为一个母亲后，她活泼的能量并没有消失。她的生活充满了新奇和冒险，但是这些事情都是和孩子有关。当妻子在做这些的时候，丈夫沃伦反而感到失望。

　　如果我们不把性爱看作性爱本身，而是看作充满活力的、创造性的能量，我们可以很容易地看到，斯蒂芬妮的能量依然很活跃，但她的能量不再围绕着她的丈夫。相反，这些能量发生了转向，输送给了她的孩子们。

　　我在深度对谈中得知，斯蒂芬妮会定期带孩子杰克去看电影，但是斯蒂芬妮和她的丈夫沃伦，两个人一年只单独相处三次：夫妻二人的生日占去两次，还有一次是结婚纪念日。斯蒂芬妮熟知儿童服饰的最新时尚，自己却穿着大学时的校服。他们租 20 部大众级影片（成人和儿童都适宜观看）时，才会租一部限制级影片。当成人依赖快速进食的时候，给孩子的就只能是怠惰的拥抱。

　　这使我想起另一点。斯蒂芬妮从她的孩子们那里得到了巨大的愉悦感。请让我在这里解释清楚：她当然知道成人的性行为和照顾孩子的温柔之间的差异，她和绝大多数母亲一样，决不会存心企图从孩子那里获得欲望的满足。但是，从某种意义上说，后者的确是一定程度的替代。

　　从某些方面来说，女性和孩子在一起时的感官体验，整体上也符合女性性欲的特征。相比于男性，女性的性爱体验更符合意大利历史学家弗朗西斯科·阿尔贝罗尼所提出的"连续性原则"。男性的情欲集中于特定的部位，但女性的情欲是弥散的，欲望弥散于整个身体、大脑和感官，它包括触觉和听觉，也与气味、皮肤和身体接触有关。所以前戏更多是心理的感受，而非身体的接触。

　　在母亲和孩子的身体接触中，有许多感性体验。我们抚摸孩子柔滑的皮肤，我们亲吻孩子，我们摇孩子的摇篮，我们晃动孩子。我们轻咬孩子的脚趾，孩子触碰我们的脸，我们舔舔孩子的手指，当孩子出乳牙的时候，让孩子咬我们的手指。我们被孩子迷住了，可以一连几个小时盯着他们看。当孩子用他们的大眼睛俘虏我们的时候，我们沉醉其中，孩子们也是。这种幸福的融合与恋人之间的身体联系有着惊人的相似之处。事实上，当斯蒂芬妮描述她与沃伦恋爱时的激情——缠绵的目光，周末在家里赖床，婴儿般地谈话，啃脚趾——这种相似性是显而易见的。当她说"一天结束之后，我什么都没剩下"时，我相信她说的是真的。但我也相信，当一天结束的时候，她什么也不需要了。

所有这些游乐活动、与孩子的亲密关系，尤其是与孩子身体的亲密接触，都消耗着斯蒂芬妮的欲望和活力，从而损害了这对伴侣之间的亲密和欲望。这就是欲望的转向，她把能量放在孩子身上，孩子成为她满足情感的核心。

当养育孩子成为一种狂热

照顾小孩子所带来的感性乐趣是很自然的，也是普遍的。从进化的角度看，这也是明智的：母亲对孩子的关爱形成一个强大的生理学反应，保证了孩子的生存。不过，我想区分两种父母对孩子的照顾和关爱：一种是父母与孩子之间的关系，另一种是最近一种抚养孩子的文化，这种文化把父母与孩子之间的关系抬升到了狂热的水平。

对孩子的强烈关注不仅仅是斯蒂芬妮的特质，不止她这样，事实上，这种照顾孩子的狂热是最近的一个流行趋势，甚至已经达到了愚蠢的顶点。童年的确是一个关键阶段，它将不可避免地塑造孩子未来的生活。但过去几十年中，对儿童幸福的重视已经发展到一个让我们的祖父母不寒而栗的地步。童年已经被神圣化，以至于当母亲这个成年人完全

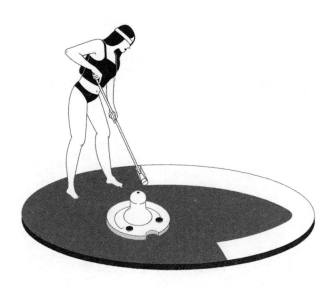

有许多人沉浸在为人父母的
角色中，甚至当他们可以走
出这个角色的时候，他们也
无法走出来。

牺牲自己，为使孩子毫无遗憾、毫无痛苦地成长而付出时，事情看起来不再显得荒谬。母亲成为一个单人的、全天候的养育孩子的工厂。过去（就在美国历史上的不久之前，而且当今世界许多地方仍然如此）孩子被视作整个家庭的资产，女人们会生许多孩子，希望能多留下几个。现在与过去真是天壤之别，如今我们不再把养育孩子仅仅当成一份工作，而是希望从中获取我们生命的意义。

与此同时，强调自主权和个人责任的美国个人主义使我们在家庭生活方面左右为难。一方面，我们用感性和理想化的目光看待孩子，抚养孩子的文化需要我们付出相当多的情感和物质资源。而另一方面，我们的社会无法提供相应的公共支持，无法支持我们完成这个重大的任务。社会为儿童提供的基本公共服务——包括药物、日间护理和教育，甚至超出了许多中产阶级家庭所能承受的范围。在强调个人主义的文化中，我们往往把公共政策的问题归结为"个人问题"，把问题归结于个人的失败。只剩下孤立的家庭单位，没有大家庭，没有亲属关系网，也没有实质性的政府援助，只有劳累的父母。现实情况是，奶奶远在 3000 英里之外帮不上什么忙，而在有些地方，高质量的儿童护理费每年高达 3 万美元，这个数字还在上涨，父母忙得喘不过气来，渴望能有更充裕的空间、时间和金钱。

抚养孩子需要庞大的资源，而资源的缺乏对母亲的影响尤为巨大，因为在异性伴侣中母亲承担着大部分的责任。但是问题还没有结束，因为这种前所未有的儿童中心主义是在强调现代婚姻的浪漫主义背景下展开的。也就是说，我们不仅希望成为完美的父母，给孩子一切，我们也希望我们的婚姻关系是快乐的、满足的，性爱完美而且情感亲密。事实上，在我们的文化中，家庭的维持取决于夫妻双方的幸福。培育理想的伴侣关系需要关爱和关注，但是我们很多人又希望"全方位"地养育孩子，两者在直接争夺我们的精力。面对家庭的现实生活，乌托邦式的浪漫被粉碎了。斯蒂芬妮和丈夫沃伦的问题根源就在于此。

让妻子回到往日的状态

斯蒂芬妮和沃伦代表了一种常见的婚姻状态：妻子被孩子的事情完全占据着，她感到疲惫，对性生活不感兴趣；而丈夫感到沮丧、孤独。妻子觉得所有和孩子、房子有关的事情全都落到她的肩上，所以感到不满，她认为，如果丈夫能多做一些，她会对性爱更有兴趣。妻子希望有时候他们可以只是身体的接触，而不是直接奔向做爱的部分。妻子还抱怨说，他提出要求是因为他不理解。妻子的情绪在怨恨和内疚之间变换。

在心理咨询中，沃伦告诉我说，他感到很孤独，他认为这么多年来自己被一连串的借口给打发了。"孕期刚开始那会，她说她感到恶心，后来她又觉得太累了，然后又是肚子太大了。杰克出生后，斯蒂芬妮因为会阴切开手术而体力不支，此外，她每天要照顾孩子，累得浑身疼痛。她总是对我说：'现在不行，我在给杰克喂奶。'而且，她变得越来越胖了，身材完全走形。当我们想生第二个宝宝索菲亚的时候，我们有过短暂的一段性生活。然后，现在又没有了。"

当这对夫妻来向我寻求心理帮助的时候，他们的性生活已经被固定在一个模式里：沃伦提出性爱要求，斯蒂芬妮拒绝他，沃伦感觉自己被拒绝，退缩回去，斯蒂芬妮觉得孤独，更加不信任沃伦的性爱动机。他们为性生活的不满意相互指责，两人都认为提高性爱质量的责任应该由对方承担。

我很担心他们，我也告诉了他们我的担心。不过，这并不是因为我觉得，一对伴侣没有性爱就不能保持良好的关系。事实上，当相爱的双方都认可没有性生活时，这往往并不代表两人的不满；伴侣之间有很多发展感情的方式，并不是所有的方式都包括性生活。但是，如果伴侣中的一方特别希望有性生活，却无法使另一方参与进来，就会出现情感螺旋式下降的问题。

对于那些长期没有性生活的夫妻伴侣而言，缺乏性爱亲密使他们的情感变成一片荒漠。这个问题迟早都要解决。有些夫妻会选择"反叛"，通过其他的方式发泄欲望，如网上性爱、短暂的风流韵事或者婚外情。或者，他们会选择分开，并且往往要等孩子长大之后才正式离婚——因为，当他们试图维持婚姻的时候，他们都感到很痛苦，有很多不满，彼此都觉得还不如分开。

沃伦和斯蒂芬妮的婚姻，也在朝着这样一个令人不安的方向前进。

斯蒂芬妮未能看到的是，沃伦唠叨和坚持的背后是一种向往，他向往与妻子的亲密。对他来说，性爱是亲密的前奏，是通往情感脆弱之处的路径。她回应他的态度，让他觉得他是另一个向她提要求的孩子。她不明白，这不仅是他的需要，也是她的需要。如同很多女性一样，一旦她们进入照顾孩子的模式，就很难走出来。她的思维完全是按照她照顾别人的模式运行的，而当别人提供什么东西给她的时候，她完全没有意识到。

沃伦不能容忍的是，他的接近会得到和他的意图相反的效果。他无比渴望斯蒂芬妮能显露出哪怕一点点的欲望，他希望她的欲望能够停留、她的欲望是为他而出现的。我向他解释说，期望爱侣因为对象是自己而产生欲望，往往会带来失望。人们会把爱侣缺乏欲望看作是对自己的拒绝，却忘记了期待是激情最有效的"保鲜方式"之一。人不能强迫欲望产生，但你可以营造产生欲望的气氛。你可以倾听、邀请、挑逗、亲吻，你可以引诱、称赞、浪漫、诱惑，所有这些方法都可以帮助你营造气氛，这样，伴侣之间更容易产生欲望。

即使在生孩子之前，斯蒂芬妮在性生活中也总是处于被动接受而非主动的角色，她很少有自发产生的欲望。在那些日子里，沃伦的角色和她完美地互补：他的魄力驱散了她的羞怯，他不仅让斯蒂芬妮觉得自己是被需要的、自己是美丽的，他还让她感到渴望。他会慢慢地诱导她，逐步唤醒她的感觉，然后她会热切地回应。这种回应在他们感情的初期非常显著，暂时掩盖了斯蒂芬妮缺乏性主动的特点（缺乏性主动是许多女性的共同特征）。

我告诉沃伦，如果他能够更多地注意培养她的欲望，而不是简单地监测她的欲望，她可能更容易接受。因为斯蒂芬妮觉得，爱情和欲望是分不开的。在容许脆弱的欲望出现之前，她需要先感受到感情的亲密，否则，她会觉得自己被物化了。"有时我觉得他只是想发泄，而与我无关。"她说，"这会让我毫无感觉。"

"斯蒂芬妮需要你引领，但你不能只是给她买一张票，你需要让她对这段旅程感兴趣。"我告诉沃伦，"你作为欲望火焰的看管人有重要的作用。现在，她感到的只有压力，她觉得做爱是突然的、有侵略性的，她觉得你只想做爱而已。你要向她证明，不是这样的。"

区分自我与"母性"的自我

和与沃伦的交谈相比，要触碰斯蒂芬妮的内心更难一些，因为我和她都无法把自己与谈话之下潜藏着的思想压力分开。承认丈夫的需求，很容易会被解释为否定她的需求。当一个女人对自己的身体和性欲完全不感兴趣，或者她觉得不值得或者太疲惫的时候，如何让她离开孩子、重新对自己的身体和欲望产生兴趣呢？当她在孩子们的需求和丈夫的需求之间来回奔走，如何避免她自己的需求常年无人看护的问题？我不想强加给她有关性爱的偏见，这会给她增加更大的压力。

我对斯蒂芬妮说："我永远不会告诉你说，你应该逼迫自己。没有什么比索求性爱更让人泄气的了。但我相信，性生活很重要：对你，对你的婚姻，对你的孩子都是如此。你愿意放弃自己很重要的那一部分，我很奇怪背后的原因是什么。为什么在孩子所需的东西这个长长的清单上，没有'做爱的父母'这一项？"

许多女性努力把性爱和母性集合起来。我们的文化把母亲的奉献和无私等同起来：自我牺牲、自我克制、自我否定。多年以来，斯蒂芬妮把孩子放在第一位，完全忘了自己。她放弃她的自由和独立，而自由和独立都是愿望的基石，也就是说，她放弃了自己的个人意愿。我想，要让斯蒂芬妮重新找回自己的欲望的话，把她和母性的自我分开是至关重要的。

在心理咨询室，我们共同探索她难以追寻的性爱自主。我们共同探索她的性史：在她成长的家庭中，性爱的表现方式是怎样的，她早期的性爱是怎样的。她告诉我，她母亲对性这个话题是如何的尴尬：母亲从不直言，只是含蓄地提到道德和罪恶。她从来没想过母亲的性爱，我预感历史可能在她那里重演。

我花了大量的时间和斯蒂芬妮一起探讨一个婚后女人的性身份会如何随着怀孕、分娩、育儿、母性而变化。我想把她的个人体验放到更广阔的文化背景下，我们讨论母性的政治、贞洁神话，以及怀孕和分娩的医学治疗如何一同将性爱从母性中夺走。我向她推荐了一本极好的书《性感妈妈》(*Sexy Mamas*)，作者是婚姻问题专家凯蒂·温克斯（Cathy Winks）和安妮·席曼斯（Anne Semans），这本书通俗易懂，以积极的视角探讨性爱和母性的问题。我建议她把这本书作为床头读物，放在床头柜显眼的地方。

我试图通过这些谈话把性爱重新引入斯蒂芬妮的精神世界中，帮助她获得自己作为一个有欲望的人的感觉。多年以来，她一直把性爱部分交给沃伦，沃伦被妻子看作是双方性爱的发起人。斯蒂芬妮脱口而出："我一辈子都是性爱这门功课的后进生。沃伦获得了我不会允许自己获得的东西，我会嫉妒！"这时，我知道我们的谈话是有效的。

我们一起把重点从自我否定转向自我意识。我们一起探索，她可以怎样重新找回获得快感的权利，同时快感固有的自私又不会让她觉得自己是个糟糕的母亲。这些讨论的一个成果是，斯蒂芬妮做了一件激进的事情（对她而言）：她和妹妹一起过了一个周末，把沃伦和孩子留在家里。要做到这一步，斯蒂芬妮付出了很多努力。但我感觉到，在她敞开自己接受性爱之前，她需要先扩大个人快乐的范围，对自己更慷慨一些。我希望由此她可以更容易接受她的丈夫。

在进行心理干预的时候，我不会布置很多功课，特别是当他们家里的事情都做不完的时候。但同时，行动是改变的一个先决条件，所以在一次沟通结束的时候，我请沃伦和斯蒂芬妮在未来的几周里，做一件和以前不同的事情。他们不需要为此讨论，他们的努力不是由那件事情是否成功来判定的，而是只根据他们的意愿判定。"我希望你们尽可能拓展，做一件事，任何事，要比平时走得更近一步。"我告诉沃伦，"我们为别人做的事情，常常是我们希望对方为我们做的，但它不一定是对方想要的，所以就需要我们接受并认可两人的差异。曾经你在追求斯蒂芬妮的时候很有创意，但是现在你不会这样了。不止你一个，我们可能都会想，我们只需要追求我们尚未拥有的，但诀窍在于，为了保持彼此之间的欲望，我们都要更有诱惑力，谁也不要让自己的魅力变小。"

这时，性爱已经被归为沃伦想要什么和沃伦失去了什么。斯蒂芬妮从接受型变为被动反应型。这是一种被动的立场，她的主要能量用于拒绝。我建议她："记住，断然拒绝是狭隘的。真正伤害他的是你无条件的拒绝。如果你说'也许'或者'接吻吧'，甚至说'你来邀请我'，到时候，你会有更多的自由空间。对于帮助你找回作为母亲体内真正属于女人的那一部分，沃伦是最能帮到你的人。你能想象自己接受他，而不是推开他吗？邀请他，让他来引领你，看看会发生什么。"

身为人母的斯蒂芬妮很快就排斥了沃伦坚持的内在价值。在我看来，沃伦的做法一直在提醒她，性爱亲密很重要。和他一起，通过他，她可以解开把她和孩子绑在一起的绳索，把一部分能量转回自己体内，转回到和沃伦的相处中。当父亲伸手去碰触母亲，母亲认可父亲，她的注意力发生转向，这可以平衡整个家庭。于是，性欲从被迫退休的境况中被解救出来，它绘制了边界，划定了区域，这个区域只有成年人可以进入，它也重新分配了时间、资源、嬉闹和乐趣。

和同性恋夫妇的接触使我认识到，当一位家长（无论性别）在负责照顾孩子时，都会复制斯蒂芬妮的情况。由于同性伴侣的分工不受传统分工的限制，不像传统那样女人在家，男人出去工作，所以他们的状态是一个有效的比对。我常常看到的情况是，负责照顾孩子和家庭的那个人多会经历和斯蒂芬妮类似的变化：完全投入到孩子的生活和节奏中，失去自我，很难把自己从家务中解放出来。

更自主的伴侣关系是，伴侣双方都从照顾孩子的事情中解放出来，而把双方关系的重心放在彼此的亲密关系上。"现在放下那些玩具，没有人会给你颁发勋章，去休息一下。""你没必要从早到晚地做这些山核桃馅饼，你今天做的已经够多了。""保姆还在，趁着她在，我们坐下来休息十分钟，喝杯酒。"这是一种不同于传统"分工"的方式，这种方式强调共同的责任和相互关系，推崇伴侣双方的互助精神。

当沃伦问"想要做吗"，斯蒂芬妮终于回答说"你来找个理由说服我"的时候，他们的状态开始变化了。迟来的亲密终止了令人难以忍受的对立状态，她让沃伦帮助自己，这本身就是性自信的表达。沃伦终于从请求者的角色中松了一口气，开始把他的妻子找回来了。他作为性爱火焰看管人的角色也被赋予了新的内涵。

为性爱制订一个计划

沃伦和斯蒂芬妮的关系在朝着建设性的方向前进，但双方情爱的力量还没有达成一致。沃伦最努力的诱惑方式遭到反复挫败，家庭生活阻挠了欲望的步伐。他们的生活完全围绕着孩子，简直到了荒谬的程度：周末被为孩子操办儿童棒球赛和生日派对等一大堆琐事排得满满的，孩子上床睡觉的时间只比父母早半个小时，而此时的父母早已筋疲力尽。

在这 6 年中，沃伦和斯蒂芬妮没有单独在一起过过周末。他们不再把自己的需要列入家庭的预算中，请一个保姆被看作是奢侈，而非必不可少。简而言之，无论是作为个人还是作为一对夫妇，他们从来没有留出放松和充实自己的时间和空间。他们不再关注彼此，而是把目光投向孩子，试图从孩子那里寻找失去的东西。

多年来我注意到，以孩子为中心不仅是一种生活方式的问题，而且有时是一种情感分配的问题。的确，孩子是成人的一种情感来源，对孩子无条件的爱和完全的投入赋予我们的生活更崇高的意义。当我们试图从孩子那里获得我们无法从自己的伴侣那里得到的东西时，我们是特殊的，我们很重要，我们不孤单，但此时问题出现了。当我们把这些成人的情感需求放到孩子身上时，我们给了孩子太大的负担。当孩子知道父母的能力是有界限的时候，他们会获得安全感。孩子们需要相爱的父母，不管这种相爱是以何种形式体现。当我们拥有满意的情感和性生活时，孩子就可以体验到自己的独立、自由和父母的支持。

如果沃伦和斯蒂芬妮希望找回性爱的最佳状态，他们需要在身体和情绪上把自己从对孩子过分的关注中解放出来。自发是理想的状态，但是家庭生活的现实需要规划。没有孩子的夫妻可以心血来潮地做爱，但有孩子的夫妻需要更实际一些，可以采用定期的约会，每隔几个月找一个周末出去游玩，或者在车里多相处半小时。重要的是，夫妻双方要为自己划定留给性爱的领地。

当沃伦和斯蒂芬妮表示他们不喜欢为性爱制订计划的时候，我告诉他们："制订计划看似平淡，但实际上它代表意向性，而意向性传达着价值。当你们计划性爱的时候，实质上你们在做的是肯定你们的性爱联系。这和人们约会时做的是一样的。你可以把它看作是延长的前戏，从

20 分钟延长到两天。"

事实证明，为性爱制订计划对斯蒂芬妮是很有用的。她告诉我："沃伦对约会的想法是这样的：周二晚上 11 点的时候，他靠近我想做爱，我拒绝了他。他对我说：'明天晚上行吗？'我不得不告诉他，在我看来，预定做爱的日期不是约会。我希望两个人出去，我希望吃别人做好的菜，吃完之后别人洗碗。当我们在外面的时候，我们会交谈、散步、亲吻、开玩笑。我们说话的时候不会被打断，他把注意力放到我身上，这会引发我的欲望。"

外出约会不仅能帮助维系两人的情感——这对斯蒂芬妮很重要，它还能帮助斯蒂芬妮从全职妈妈过渡到爱人的角色。"这么长时间以来，我一想到性就会想如何避免它。可是，知道沃伦和我有个约会之后，我开始期待性爱了。我会放纵自己，比如尽情地购物、化妆。我特别注意抵挡消极情绪，允许自己追求性爱的快乐。"

斯蒂芬妮和沃伦的故事典型地体现了为人父母对性爱的影响，但这只是许多情况中的一种。这是一个美国白种人的中产阶级家庭，两人有着长期的婚姻关系，在从二人世界到三口之家的过渡中，他们平等的理想和浪漫的愿望无情地破灭了。我对他们的心理干预还没有完成，但情况已经有了明显的改善。对这对夫妇而言，特别是对这位母亲而言，照顾小孩子和性爱是不相容的。我猜想，当他们到达下一个生活阶段——两个孩子都在全日制学校上学，斯蒂芬妮回到工作中——他们会释放新的能量。同时，把目前的问题看作是生命的某个阶段出现的问题，也可以帮助他们保持耐心、充满希望。

性感辣妈

如今，当我们为人父母的时候，我们已经充分享受到了性爱的乐趣。当性爱和生育的绑带松开，我们所有人都会从中受益。通过使用节育手段，我们可以在很长的时间里尽情享受性爱的乐趣。我们享受欲望，无须承担后果（至少在一段时间内），我们期望在有感情承诺的关系中，能够满足性爱的欲望。对于我们的父母、祖父母而言，孩子出生之前和出生之后，性爱相差不大，不管是怀孕期间还是怀孕之后，沉重的责任都是笼罩在性爱之上的阴影。但是，对于"婴儿潮一代"和之后的几代人来说，孩子的出生改变了父母原来自由和自我满足的生活方式。当我们有了比较的时候，"孩子带来的冲突"更令人难堪。"你以前喜欢做爱""我们以前会几个小时一直做爱""我原来知道怎么让你兴奋"——这些都是我经常听到的感慨。当孩子的出生令性爱急刹车之后，我们目瞪口呆，充满愤恨。

男性和女性都面临着这些变化，但方式不同，程度也不同。虽然性解放推动了女性性爱质量的提升，但是这还未跨过生育孩子的门槛，道德甚至神圣的光环依然笼罩着这里。母亲生育孩子之后就失去性能力，这是传统的父权社会的一根支柱，这使得西方现代母亲们性爱消失的问题越发严重。也许是我们清教徒的文化遗产剥夺了母亲性爱的部分，也许是我们深信，欲望与母亲的责任是冲突的。

当然，美国是一个辽阔的国家，有各种文化差异。我的一位黑人朋友琼就提醒我说，并不是所有的美国人都是搭乘"五月花号"来到这里的。"黑人当然也有这方面的性爱问题，但是我们绝对不像白人那么容易心烦意乱。"她继续说，"欲望是生命中自然的一部分，不是什么肮脏的秘密。我的孩子们都知道我有做爱，我也知道我的父母会做爱。他们会放摇滚歌手的歌，关上卧室的门，还会告诉我们尽量不要敲门。"

另一位西班牙的同事苏珊娜告诉我，在马德里，她最大的性爱魅力在于她已经生育了一个漂亮的3岁大的儿子，"在纽约，有魅力的是我的口音、头发、腿，但绝对不是因为我有儿子。"

我的咨询者斯泰西是一位美国白人女性，她带着女儿住在布鲁克林。她清楚地告诉我："和我调情的只有来自西印度的儿科医生、俄罗斯的牙医、意大利面包师，还有波多黎各的杂货店长。白人？算了吧。如果我和孩子走在一起，他们会直接忽视我的存在。"但如果是一位男士带着孩子就会得到非常不同的反应，吸引人的不只是他的力量。当一位男士走在街上，肩上坐着他的孩子，这代表着他的稳定性和责任。

亚当·高普尼克（Adam Gopnick）在他的书《从巴黎到月球》中，对比了美国的"无性繁殖"文化与法国人对生育更热情开放的看法。"所有美国这方面的书都是以测试开头，而不是行动。"他接着写道，"在巴黎，'孕期'的出现是因为性生活，如果有人帮助和照料，结束之后你可以重获自由，享受更多的性生活。在纽约，怀孕是和医院病房联系在一起的。但在巴黎，怀孕是感性教育的一部分，是追求身体乐趣的一种奇特的结果。"尽管美国人存在普遍的思维定式，但也有大量的女性在反抗传统的"否定妈妈们的欲望"的观点，对这些女性来说，生育孩子之后她们会重获性爱自信，更有女人味，甚至可以修复受伤的身体。

有一次，我接连和几位咨询者交流，第一位是斯蒂芬妮，第二位是安布尔。两个人的日常生活状况有着惊人的相似，但她们的体验却有天壤之别。安布尔告诉我："过去我会习惯性地拒绝做爱，也不知道为什么。体重 47 公斤的母亲给我做出的榜样就是，拒绝任何欲望，包括食物。在我生孩子之前，每次丈夫问我要不要吃东西的时候，我都会说不。我是习惯性地拒绝，甚至都没来得及思考。"

"现在我知道我拒绝性爱背后更深刻的原因是，成为新妈妈的疲惫、两岁半的大孩子吵醒小婴儿时我的愤怒、在家里"受累不讨好"时的辛酸感觉等。但我也开始饥渴地想要做爱，我会提出做爱的要求，不被满足的时候也会无精打采。我每天都在做体力活：照顾孩子、做饭、弯腰捡玩具、抱孩子、换尿布。在完全参与到孩子的世界中几天后，在吃了几天的花生酱三明治、听了好几张孩子的 CD 之后，我开始想念我的世界：一杯雪利酒、我的音乐，还有我的男人。我特别想把自己从妈妈的形象（凌乱的头发、沾了口水的上衣、沾满意大利面酱的牛仔裤）中解放出来，我尽可能在孩子入睡的那一刻摆脱那种形象。"

另一位女咨询者沙琳，从她的孩子那里受到了"教育"。她对我说："我的孩子教会了我如何满足自己的欲望。我 15 个月大的孩子会一直吃奶半个小时，然后玩了没几分钟，又回来接着吃奶。我用杯子喂他牛奶喝的时候他会摇头，还会拉起我的 T 恤一直哭，直到我揭开胸罩喂他奶。他看到我乳头的时候会笑，发出咕咕的声音，然后埋头吸奶。他 3 岁大的哥哥喜欢坐在我的膝盖上，尽可能从弟弟那里争夺我的时间和注意力。他教给我，我也可以像他一样趴在地板上，推着卡车玩儿。当他大声宣布更喜欢妈妈或者爸爸、要求妈妈或者爸爸把他带到卧室的时候，不会感到内疚或者羞耻。当然，他们想要的东西我不一定会给，但他们自由表达自己意愿的方式教育了我。意愿在他们的心灵和身体之间自由流动，而这种感觉我早已忘记，或者是我受到的教育让我忘记了。看着他们，我对自己的身体有了更好的意识，我想起了自己的欲望。"

　　蕾妮通过怀孕迎来了她以前从未感受到的自我接纳。"怀孕对我来说是一次自我治疗的体验。我小时候曾受过虐待，所以我一直厌恶我身上的任何女性特征。25 年来，我一直在和自己的大腿作斗争。在怀孕一年前，我还因为进食障碍而住院。我太瘦了，我根本不觉得自己会怀孕。我的例假几年里一直都不规律。但是，就在我看到怀孕测试单上的加号的那一刻，一切都发生了变化。在我的生命中，食物第一次变得纯洁了。看着我的身体慢慢成熟，我感到欣喜。我的乳房变得浑圆，我感到如此骄傲。我许多朋友都为身体的不适和体重的增加而抱怨，但我不是，我第一次认可了自己的女性特征。我是自然分娩的，那给我带来巨大的影响。我惊讶地看到，我的身体竟然可以做这样的事情，可以承受那么多痛苦。我比自己想象的要更强大。从那以后，我做爱的时候开始喜欢追求那种强烈的感觉。"

　　朱莉是三个孩子的母亲，生育孩子带给她新的积极的自我。"我 20岁出头的时候，打扮得像一个男孩：宽大的毛衣、牛仔裤，穿 9 号的科迪斯鞋子。我完全否定自己的女性特质，这其实是女权主义对女性特质的不信任。我把男性的欣赏错误地看作是对女性的物化，我不相信除了作为做爱对象之外，男人会让我感兴趣。现在我穿着时髦紧身的裤子，上衣会露出乳沟。现在，我的意大利父亲会欣赏我的打扮——渴望、性感、自信，而母亲看到我的穿着会害臊。为什么呢？现在我这样穿的时候感到安全。我不需要吸引其他人的目光，我已经找到了我的男人，而且完全沉浸在他们的需要和欲望中（我一共有过四个男人）。同时我从中寻找着自由，这里没有权力游戏，我无须顾及那些我没有选择的男人。作为一名母亲，我不畏惧自己性爱的样子，不害怕展露我的欲望。"

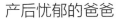

产后忧郁的爸爸

当妻子变成孩子的母亲之后，感觉性生活中被冷落的，有像沃伦一样的男人，也有不少像下文中利奥那样的男人。利奥和妻子卡拉一起走在从产房回家的路上时，这两个人都突然发现，自己再也找不回原来的欲望了。生完孩子的女人欲望降低，不算是新闻了。我们不喜欢这样的事情发生，但我们至少可以理解背后的原因。可到底为什么，一位父亲无法对他孩子的母亲产生欲望了呢？下面这个故事虽然常见，但只有一部分人会承认它的发生。

卡拉陪着她的丈夫利奥来向我求助的时候，他们已经对性生活束手无策了。这对夫妻已经在一起 17 年了，在前 6 年中，他们尽情享受肉体的乐趣，之后的 4 年是有了孩子的忙乱，再后来的 7 年，几乎是性爱的荒漠。卡拉尝试过交谈、请求、哭喊，最后开始寻求补偿。她有过数次一夜情，还有一次严重的婚外情。利奥发现了之后，卡拉威胁要离婚，然后利奥建议两人寻求性心理咨询，于是他们来到我这里求助。

卡拉说："我讨厌他各种各样的借口：工作忙、压力大、父亲去世、要早起、最近没有去健身房所以没有力量、背疼、我的呼吸、我的体重、他的体重……很长一段时间里，我觉得这是我的问题，但现在我不这么认为了。我爱这个男人，我希望留下来，但我不能过这样的生活。"

利奥说："我一直认为自己在性爱方面很强，我们第一次做爱的时候，我们玩闹，还弄坏了家具，那时我们那么有激情。我从来不认为孩子的出生是我性生活的转折点，但很明显，那时候内心深处真的发生了变化。"

我得知，当卡拉怀上他们第一个儿子的时候，利奥在身体方面就开始退缩了，在孕期的最后三个月他们没有任何性接触。利奥下班回家的时间越来越晚，卡拉知道有什么事情发生了，但是两人从来没有开诚布公地讨论过。

"当她成为一位母亲的时候，你觉得究竟是什么改变了？"

"她对我的意义发生了变化。"他回答说，"她从我爱的情侣，变成了我儿子的母亲，之后又成了我两个儿子的母亲。有一段时间，孩子们非常需要母亲，我也觉得挺好的。让孩子们酣睡在我们旁边，这样晚上妻子可以喂奶，这真是世上最美好的事情。我一点都不嫉妒，我是一个非常爱孩子的父亲。"

"舔吮喂孩子奶的乳头是什么感觉？"我问他。

"很怪，那种身体的接触有点奇怪。我在产房看着她生下孩子，而且是两次，我不得不说，这对我们的性生活有不好的影响。"

"我知道，人们应该会说这是神奇的时刻，是生命的奇迹，但似乎没有人愿意承认其中令人讨厌的部分。"我安慰他说，"如果一个男人说，在产房看妻子生孩子让他觉得恶心，这通常被认为是不正确的。在艾丽丝·沃克的一本书中有一个奇怪的人物，好像叫哈尔先生，他看完自己的女人生孩子之后再也无法容忍和她有身体接触，也没办法碰触其他女人，一辈子都是。他说，他永远不想让其他女人再经历那种痛苦。"

"这有点太过分了，但是，的确是这样的。我和她在一起的时候感觉不一样了，我更谨慎，不那么自由。我觉得这让我无法像原来那样热情，那样有蓬勃的欲望，完全投入到性爱中去占领她。原来我们做爱的时候都是这样的，生孩子后绝对是一个转变。"

"你不能对你孩子的母亲那样做吗？"我问。

"显然不行。"他回答。

我接着说："那让我们聊一聊关于'圣母或者妓女'的话题吧，这是有深刻的心理根源的。很多男人无法对自己孩子的母亲产生欲望，那种感觉有点像乱伦，带一些恋母情结。但你要记住，她是孩子的母亲，不是你的。对这种情况，我推荐采取一些恰当地把她物化的方式，要想办法把她和'母亲'区分开。"

在整个过程中，卡拉一直很安静，但是我毫不怀疑在接下来的一周她会花很多精力。她后来笑着给我讲了下面这个故事。

"我真的很想和利奥更放开、更大胆一些。那次我想给他做一个投入的、长时间的口交，不是那种被迫的，也不是温柔的。但我知道，他在面对妻子的时候有困难，因为'母亲'的身份如影随形。他会让我这么做吗？所以我说，要和他玩个游戏。'你知道的，我们可以有很多做爱方式，但是如果你想让某种性爱方式继续的话，你要付钱给我。'我说，'如果你想让我做这个，你要给我 100 块。'我觉得如果用钱来打赌，游戏会很好玩，我很想知道利奥能不能驱走母亲的这个形象。如果一个男人的孩子的母亲和他发生这种关系，他是不会付钱的，对吧？如果是妻子和丈夫做，丈夫也是肯定不用付钱的。这是一次可爱的实验。这就是所有我想说的。"

"下次你可以接受信用卡付款了，记得在床上摆一个刷卡机。"利奥开起了玩笑。

多年来，我一直记得卡拉用如此俏皮的方式，成功地解决了产后的性爱问题。她通过这种方式，巧妙地捕捉并解决了整个问题：如何让妻子从母亲的身份中走出来。利奥因为畏惧，无法对他孩子的母亲表达赤裸裸的欲望，因为母亲这个身份太值得爱和尊重。卡拉承担了风险，她破坏了母亲身份的模式，邀请利奥参与到情色游戏中。她抛去了心理的压抑，表演一个放荡、挑逗并且要求男人付钱的女性角色，于是他们明确地承认了赤裸裸的欲望，利奥的欲望终于被解放出来。

解救欲望，走出围困

拥有一个孩子是许多人的最大愿望之一。我们通过种种方式创建了一个家庭，然后，生孩子让我们的血脉得以延续下来。"拥有孩子"的事实深深地刻在我们生命周期的某个地方，镌刻在历史的长河中。我们留下了后代，意味着我们超越了人类的死亡。这样看来，"拥有孩子"其实也体现了人的欲望，这是一个纯粹的肯定生命的行为。如果"拥有孩子"反而侵蚀了使孩子诞生的那股力量，这是多么残酷。

毫无疑问，孩子的出生使得父母的情欲维系出现困难，它对正常家庭生活提出了更多要求，如果没有这些，家庭生活就不能正常进行，但这也破坏了性爱的自发性。不可否定，孩子的到来给夫妻双方都带来了很大的压力：他们留给彼此的时间更少、金钱更少、精力更少。同时，在美国文化中，母亲的性爱是不可被孩子看见的，这深深植根于我们心中，无论男性和女性都在共同否定母亲的性欲。在家庭中，我们用许多方式压抑欲望，认为我们把性爱的部分隐藏好是为了保护孩子。

在许多父母看来，拥有两人的性爱秘密花园会让他们感到强烈的内疚、焦虑，或者不同程度的尴尬。我们害怕承认的性行为可能会以某种方式伤害我们的孩子，性行为不得当也是危险的。但是我们在保护谁？当孩子看到照顾他们的父母自由地表达他们的感情（谨慎地，在适当的范围之内），孩子会更容易带着尊重、责任、好奇心来看待性爱。而如果父母拒绝性生活、压抑欲望，或者干脆放弃性爱，孩子会完整地继承我们的禁忌，形成代代相传的恶性循环。

为人父母之后，人们往往会道出各种理由来放弃性爱，那些完全没有放弃性爱的夫妇，都是勇气可嘉的。他们勇敢而坚定，保持着两人之间的性爱联系。他们是肯定性爱价值的人，当他们发现欲望处于危机之中，他们会努力采取有意图的、勤勉的尝试来挽救欲望。他们知道，并不是孩子熄灭了他们欲望的火焰，而是成年人自身没能保持激情。

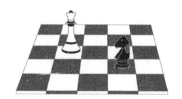

合理的抱怨不会伤害他人，
还能真正解决问题。

扫码免费听《抱怨的艺术》，
20 分钟获得该书精华内容。

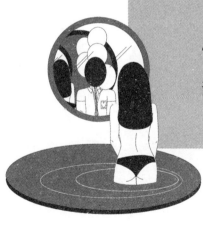

MATING
IN
CAPTIVITY

第 9 章

性幻想

拯救亲密关系的天使

人类的幻想仿佛海洋般的植物群，在暗影里漂流着、滋长着，就像编织着一头乌黑的秀发；同样，这里也闪烁着心灵的灯塔，灯塔的外表就像一个奇特的符号。在人性弱点的触碰下，通往神秘的大门打开了，我们进入了黑暗的地带——一个模糊的路标，一个隐晦的字眼，都深刻地揭示了我们的内心世界。

——路易斯·阿拉贡（Louis Aragon）

　　当凯瑟琳踏入青春期的时候，她的体重比同龄人的平均值超重大约23公斤。在恋爱的年龄，大家都忽视她，她被一再拒绝，当她的好朋友出去约会的时候，她是那个留着守门的"丑陋的伙伴"。但如今，她却是一个美丽的女人，结婚已将近15年。她和丈夫会进行一种性幻想，想象她是一位高价的妓女，男人们愿意花巨资赢得她的陪伴——他们是如此渴望她，以至于愿意花一大笔钱，冒着丢掉工作和婚姻的危险，只为获得和她在一起的那点时间。他们的行为越离谱，她的价值就越高。如今男人们走过凯瑟琳的身旁都惊叹于她的美丽，这是对她过去屈辱的平反。在她的超现实主义戏剧中，她在骄傲地为青春期的痛苦和挫折复仇。

　　达里尔的妻子抱怨说："他甚至都没办法决定去哪家餐厅吃饭，这到底是怎么了？"达里尔在日常生活中无法主张自己的权利，但这种情况在他关于掌控的性爱幻想中得到了改善。在高度仪式化、自愿的绑缚和统治的安排中，达里尔找到了安全地表达自己侵略性的途径。别人服从他的意愿，他的男性权力给对方带来了满足，而不是痛苦。

卢卡斯在伊利诺伊州南部的一个小镇长大，现在的他毫不掩饰自己同性恋的倾向。但在以前的许多年里，他都假装自己是个直男，害怕自己是同性恋的事实被人发现。他是所在高中橄榄球队的成员，还曾经和一位啦啦队队长做爱，因为她接近他的时候是在许多人面前，卢卡斯害怕拒绝她会让别人怀疑他的性取向。现在卢卡斯30多岁，他说："我离开了那个镇子，这样我就可以公开承认自己是个同性恋，而不用害怕这会威胁到我的生活。我可以选择假装是异性恋。现在，只有当我认为假装是直男会吸引男人和我做爱的时候，我才会这么干。有那么多同性恋男人喜欢尝试和直男做爱，所以我总是能找到做爱的对象！"

埃米尔是一个感情专一的男人，一直都是。"我一直都有女朋友，是真正的女朋友，我爱过她们，和她们恋爱很多年。这就是我。我和阿尔西亚在一起5年了，我们原来的性生活非常棒。但是自从6个月前她怀了孩子之后，她频繁地拒绝我。我必须用尽我全部引诱她的本领来劝服她，但有时候也不能成功。大部分时间我都是自己纾解欲望。"埃米尔最喜欢的性爱幻想就是和两个女人一起做爱，他对我说："我喜欢那种大家都来关注我的感觉。"

就我所知，许多男人都会幻想"床上功夫全能"的女人。换言之，要和她做爱时，男人不需要求爱或者哄劝她——她无须经历一个进入状态的过程，因为她一直处在可以做爱的状态。她不会说："我们现在有这么多事情要做，你怎么还能想做爱？"相反，她会说："再多一点，再多一点，再多一点。"她不会让男人得不到性爱、感觉糟糕，因为她也一样有欲望。当两名法国女佣邀请你到她们的床上，你肯定知道，她俩没有人会说："今晚不行，亲爱的，我太累了。"

不只是穷人的精神面包

近年来，性幻想被安上了一个坏名声。这不光是因为在一些思想比较保守的人看来，性幻想是一种罪过，更是因为按照某些"现代心理学"流派的最新理论，性幻想是一种源于性不满足和不成熟的反常行为。这些所谓的"科学理论"，在美国一直有很大的影响力。即使在今天，许多人仍认为性幻想仅仅是因为欲望得不到满足，或者因为缺乏勇气、发育不成熟、妻子怀孕而产生的微弱补偿。他们相信，人所性幻想的就是他们在现实中想要发生的。

"如果我丈夫是真的爱我，他不会去看那些大胸女人的照片。"一位妻子抱怨说，"当我幻想着其他男人强奸我的时候，我觉得我背叛了男友。"另一位女性咨询者则用难以理解的口气问我："什么样的女人才会幻想被强奸？"

我过去也接受了这种狭隘的观点，认为性幻想是穷人的精神面包，是那些缺乏实际感官享受的人的精神面包。我被灌输的看法是，性幻想是神经病或不成熟的病症，又或者，性幻想是有情欲色彩的浪漫幻想，性幻想压抑了他或她的伴侣的真实身份，会破坏现实生活中的感情关系。我被困在幻想和真实的边界，无法深入钻研欲望的复杂性。幸运的是，我很好奇，我会请我的来访者讲述他们的性幻想。但是，他们告诉我之后，我仍然不知道如何利用这些信息。就像在看一部很棒的外国电影，可是没有字幕，虽然我也能欣赏到有魅力的影像，但我不知道电影是在讲什么。

这些年来，这个领域的思想已经发生了转变，我们现在把性幻想看作是健康性行为的自然的一部分。人们不再把性幻想看作一个鬼鬼祟祟的冲动（或得不到满足的少数人的反常欲望），大家的看法拓宽了。米歇尔·福柯等后现代哲学家最为突出的贡献之一，就在于揭示了性幻想的深度和丰富程度，为当代人的观念带来了翻天覆地的变化。

不管性幻想是源于个人还是由伴侣双方共同构建，在我的工作实践中，我把它看作一个有价值的想象资源。在想象中去往任何地方，这是一种纯粹的个人的自由表达。它是一种创造性的力量，可以帮助我们超越现实。性幻想可以让我们偶尔走出现实的感情关系，当性欲减退时，性幻想是一剂功能强大的解毒剂。简单地说，爱与温柔在想象中都得到了极大的丰富。

幻想，包括性幻想和其他幻想，在激情的恢复方面也有着近乎神奇的效果。在幻想中，人仿佛找回了在切除手术中失去的乳房，人仿佛回到了某件事发生之前的样子。性幻想穿越了时间，使人又变得年轻。在幻想中，我们暂时变成了原来的样子，或者变成了我们从未成为的样子：完美无瑕、强壮、美丽。在幻想中，我们仿佛找回了已经远逝的爱人，或者和爱人一起回到了以前激烈性爱的时光，而不是像现在这样很难对彼此产生欲望。我们通过幻想修复、补偿、改变。在幻想的短暂时间里，我们超越了现实生活，超越了死寂的现实。

随着我聆听和探索的深入，我越发欣赏幻想的力量——它的能量、想象效率、治愈特质，以及心理的力量。我们的幻想是与个人的经历相联系的。每一种文化都通过激励和禁令来表达什么是性感（如偶像明星），以及什么是被禁止的（如明星的丑闻）。我们通过幻想在可能和允许之间穿梭。幻想像是一位炼丹师，把混杂的心灵元素炼成了纯金的性兴奋。

在我的性爱心理咨询工作中，了解人的性幻想为我了解一个人的内心世界或伴侣的关系提供了许多信息。幻想是一个巧妙的方法，我们的创造性思维通过幻想克服了围绕欲望和亲密关系的各种冲突。精神分析学家迈克尔·贝德（Michael Bader）（他的书《性兴奋》（Arousal）精辟地讨论了性幻想之下的暗流）解释说："在欲望心灵的避难所，我们找到了一个心理安全空间。在这里我们摆脱了内心搅动的压抑和恐惧。通过幻想，我们摆脱了道德、文化、自我形象强加给我们的种种限制。"

如果现实中我们觉得不安全、没有吸引力，那么在我们的幻想中，我们的吸引力可以是不可抗拒的。如果这个女人很保守，在幻想中，她可以是永不满足的。如果我们担心现实中自己太有侵略性，那么在我们内心的遐思中，我们可以既感受到自己的力量，又不用担心我们可能会伤害其他人。如果现实中我们不敢讲出自己的偏好，那么在性爱幻想中，在我们开口之前，爱人就知道我们的需求。如果现实中我们觉得自己不应该有性行为，那么在我们想象的世界中，我们可以屈服于另一个人，而无须承担责任——我们做的是他想要的，而不是我们想要。幻想揭示了问题，也提供了解决方案。它是一个炽热的空间，在这里我们压抑的恐惧转化成热烈的火焰。当我们发现，在幻想中羞耻变成了好奇心，胆怯变成大胆，无助变成独立，我们实现了一种解脱。

然而，幻想并不总是以精心设计的剧本形式出现。有些人认为，如果他们幻想的场景没有精心安排的情节和具体的任务，就不算是幻想。这在女性身上更为突出，总体而言女性很难接受自己的性幻想。

一位向我进行心理咨询的已婚女士克劳迪娅，曾经对我详细地描述了她在幻想中与丈夫的前戏。在她的想象中，前戏是缓慢、逐步展开的，他们进行挑逗的交谈，轻轻地亲吻颈背，温柔地触摸，温暖地笑，斜着头看一眼对方。"我希望他先触摸我的胳膊，而不是我的胸部，我希望他逗我，前进一点再拉回来一些，让我产生欲望。我希望是我请他来抚摸我的胸部。"她解释说。

"如果他的确这么做了呢？"我问。

"我们的性生活会完全不同。"她回答我。

这样说完之后，不到 20 分钟，当我问她，她有什么性幻想时，她确定地告诉我："我不会性幻想，吉姆会有，但是我不会。他总是幻想三人性爱。"我惊呆了，我说："你在开玩笑吗？你之前对期待的爱抚和前戏的描述就是性幻想。那显然不是现实，对吧？"

在我看来，性幻想包括任何激发欲望、使人更热情的心理活动。性幻想不一定是画面，甚至也不必那么明确。性幻想往往是模糊的，更多的是感觉而非图像，更强调感官享受，而不是性的部分。几乎任何事情都可以成为性幻想的一部分：记忆、气味、声音、文字、一天里特定的时间、质地等，当它们催生欲望时，都可以被视为性幻想。

南希·佛莱黛（Nancy Friday）在《恋爱中的男人》（*Men in Love*）中写道：

> 性幻想是欲望、掌控、逃脱、朦胧的地图；是我们在焦虑、内疚、压抑的暗礁和浅滩中航行的导航路径。性幻想是意识在工作，但面对的是无意识的压力。幻想的迷人之处不仅仅是它的离奇，还有幻想的整体性；每一种幻想都无意识地展示了一个人一贯的个性特征，虽然他可能觉得这只是短暂的心血来潮。

我该感觉羞耻吗?

我们可以通过性爱思维中象征性的悖论和不理智的部分,去探寻人最深处的思想。幻想所揭示的那一部分真实,是我们用其他方式很难看到的。幻想赤裸裸地揭示了我们,它通过神奇的方式表达了我们内心最深处的欲望。

然而,我们大多数人在谈到自己的内心世界时,都显得守口如瓶,即便对着爱人也是如此(或许可以说,和爱人在一起的时候,我们特别显得守口如瓶)。虽然现在,在亲密的感情中,人们会讲述不愉快的个人经历,但性爱幻想的部分仍是人们都羞于启齿的。虽然我们可以讨论自己做了什么,但是没有什么人喜欢讲述在做那些事情时的内心世界。

首先,从基本的层面看,我们可能仅仅是为了避免尴尬。大多数人从小就被教育,不要把自己的想法公开讲述出来,不要触摸自己的身体。如果所受的教育特别严厉的话,我们纯真的好奇心可能会变成持久的羞耻感。在沉默的教育中,我们传承的是对性爱绝对的不信任,所以我们不愿表达内心最深处的想法也就不足为奇了。当把内心向另外一个人敞开时,我们冒着被嘲笑和批评的风险。我的一位女性朋友卓娅总结得很好:"在我成长的环境中,人们不喜欢性,更不要说提起性生活了。他们认为那些有性生活的人都是荡妇和变态,那些人会变成瞎子,或者手心长毛。你知道我为什么不说了吧?"

我们不讲出来,别人也不讲,所以我们都只知道自己的性幻想(尽管大家都有性生活)。因为我们不知道别人是怎么想、怎么做的,也就没有比较,没有办法衡量自己是不是正常的。我们害怕自己和别人不一样,害怕自己是个异类。

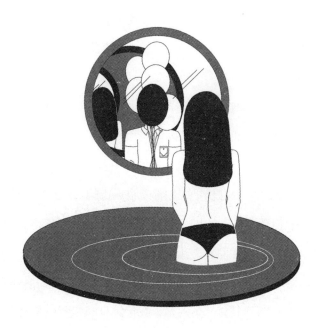

像梦境和艺术作品一样，性
幻想的内涵远远超乎它表面
的意思。凭借它，我们找到
通向自由的出口。

如果我们的性幻想能够有更好的行为表现，符合我们的个人形象，这就不算什么问题了。在我们内心的性爱世界中，肯定都有对自己而言珍贵的部分，至少都会存在一些我们喜欢藏入其中的区域，在那里我们可以躲避道德的挞伐。如果一个男人的性幻想就是温柔地和妻子做爱，他就没有必要隐瞒什么。同理，如果一个女人的幻想就是爱人在床上铺满了玫瑰花瓣，那她也没有必要隐瞒。这种浪漫的想象不会让人感觉内疚，如果你的性幻想的确是这种，那你很幸运。想象着体贴温柔的爱人，这样的画面不会与内心的道德相冲突。但是，性幻想很少会如此温顺。

激起人欲望的，常常是让我们喜欢的个人形象，或者与我们的道德、信念相冲突的东西。比如：女权主义者幻想自己被男性掌控；曾经遭受性虐的人的性幻想可能是以前带来创伤的经历；身为丈夫的男人想象拥有三妻四妾（或者和脱衣舞女、女按摩师、电影明星进行亲密接触）来促进他和妻子的性爱；一位母亲可能发现和宝宝的身体接触给她极大的感官享受，甚至使她产生欲望；女孩自慰的时候想象着在现实中不可能成真的男友的图像；女孩和男友亲热的时候想象着在体育馆遇到的肌肉强壮的男人，等等。

我们觉得产生这种荒淫的念头肯定是因为自己哪里出了问题——婚姻幸福的女人不应该产生这样的性幻想，或者，作为丈夫和孩子的父亲，不应该把妻子物化。

我们对自己的性幻想感觉越不舒服，我们的内疚和羞耻感就越强烈，内心的审视力量就越强大。

拉尔夫与莎伦夫妇已经共同生活了 15 年，从所有的方面看，他们都是非常快乐的一对。但是，在他们开始做爱之后不久，拉尔夫发现，每次两人做爱的时候，他都会幻想自己是在一个昏暗的剧院里，和一个

17 岁的放荡女人做爱。拉尔夫的内心产生了强烈的冲突：一边是温柔的爱人，另一边是昏暗环境里的调情和抚摸。有一天他坦承道："这和我是不相符的，我一定不会和 17 岁的女孩做爱。我认为自己是一个正派人，我不懂这是为什么，我绝不敢对莎伦坦承这一点。我自己都没办法承认这一点。"

性爱幻想充满着许多被视作不恰当的情感：侵略、原始的欲望、婴儿般的需求、权力、报复、自私、嫉妒，这还仅仅是一部分。这些情感是性爱的一部分，却会威胁到伴侣之间的感情，使爱情出现危机。把这些情感引渡到我们想象世界的边缘，这样它们就不会产生什么伤害——这是比较容易、也较为明智的做法。在性爱思维的前厅，人们想到了要保持得体，但是随着性爱的开展，得体这一规则会被践踏。跨越禁忌的界限、转换所属性别的角色、不再保持彬彬有礼的样子、权力的不平衡充分展现——这些都使人变得兴奋起来。在幻想中，我们做了现实中不敢做的。

乔妮和雷的故事

乔妮曾这样对我感叹："我的丈夫雷觉得我不喜欢做爱。其实我很喜欢性爱，至少过去我是喜欢的，我只是不像他那么喜欢。他不会让我兴奋，我也似乎没办法让他那么兴奋。我感到很无助。我只有 29 岁，现在就开始不做爱，也太早了。"

"人应该有停止做爱的年龄界限吗？"我继续问她，"晚些时候我们可以讨论这个时间点的问题，现在，我想知道的是你觉得有什么是你想从雷那里得到，却没有实现的？"

"我希望他更有男子气概一些。我真不敢想象我竟然把这句话说出来了。"她一边说一边摇了摇头，又接着说，"我甚至都不知道这到底指的是什么，好像我想让他做一个20世纪50年代的尼安德特原始人一样。这不是我想要的。我父亲似乎从来没有问过我母亲，她希望他什么样子，无论是性生活还是日常生活中。雷是一个正人君子，他是一个真正的绅士，他尊重我，他让我做我想做的事情。我喜欢这种宽松自由的感情，但是在性爱方面就出问题了。"

"缺少了什么？"我问她。

她突然俯身抓住我的手腕，并不粗暴，但是很坚定："这就是我想要的。"然后她又轻轻地拂过我的前臂，补充了一句："这是他现在的方式。"

"你是说，他很被动？"

"不完全是。每次都是他发起性爱，但是他的方式让我抓狂。就像他抬起眉毛，嗯一声，似乎在问我'今晚会有性爱吗'，接下来我就应该主动一些一样。"

"他发起性爱的方式，就像在问你'你想要我吗？'，而不是明明白白地告诉你'我想要你'，是这个意思吗？"

"是的！"乔妮喊道。

我告诉她，要想弄清楚她想从雷那里得到什么，我首先需要明白，她希望性爱给她什么感觉。"如果性爱是一种追求，那么什么是你的圣杯？"

乔妮很坦诚地讲述了她的性爱历史，其中包括她自认为最好的性爱经历，以及最差的。她讲述了大量关于她成长环境的信息，关于她最初的欲望，开始自慰的年龄，还有她是什么时候明白什么是自慰的。我问她："性爱对你意味着什么？和你的欲望相伴随的是什么感情呢？你希望从性爱中得到什么？你想要什么感觉？为了表达感情吗？你会在哪部分有所保留？"她疑惑地看着我，最后说："我不知道，没有人问过我。"

我们所有人都对性爱有着一套复杂的需求和期望。我们寻求爱、快乐、认可。有些人在性爱中找到了叛逆和逃避的理想场所，有些人在性爱中实现了超越和极乐，甚至精神的共融。乔妮讲述的是她与性爱有关的经历，而我还想了解的是她在性爱中的期望和冲突。

"可以讲讲你的性幻想吗？"我问她。

乔妮变得有些窘迫："噢，我觉得这太私密了。我现在做的事情，我过去做过的事情，这都没有讲自己的性幻想那么让人尴尬。"

"但是，这正是我希望我们一起探索的。我有一种感觉，如果我们能更多地了解你的幻想，就可以更好地弄清楚你和雷之间到底缺少了什么。"

慢慢地，通过我的引导，乔妮讲述了她的性爱幻想，里面充满了刺激、甘美，有许多细节，这些画面她从青春期的时候就开始慢慢构建了。她的幻想充满了权力和屈从的许多细节，其中还包括牛仔、海盗、国王和妃子。在这些年中，情节发生了变化，但是本质没有改变。最新的幻想发生在她"丈夫"的牧场，她作为性物品被送给"丈夫"的雇工。在她到达的那晚，她被告知要为晚餐穿衣打扮，在晚餐中，她会见到牧场的雇工。她"丈夫"（在她的幻想中，这个人不是雷）为她选了衣服，是一件优雅、暴露的裙子，也为她选了其他精美的饰品——吊灯形耳环，项链上的钻石吊坠垂到她的乳房间，还有细高跟鞋。他注重她外表的每一个细节。晚餐后，他要她脱衣服，这样在场的人就可以欣赏她的美丽。虽然感觉尴尬而且羞耻，她还是照着做了。这非常刺激，她完全任他们摆布，没有任何逃跑的企图。男人们可以满足她所有的欲望，让她达到以前从未达到过的性爱极乐。

"你知道我害怕什么吗？我怕我是一个受虐狂，和我母亲一样。"她告诉我。

"在这个故事中，你为什么是一个受虐狂？"我问她。

"我屈从于他们，我是被动的，我没有自己的意志。别人怎么说，我就怎么做。我喜欢听从别人的指示。我在干什么呢？我在听从男人的命令。现实中我不喜欢听从任何人的命令，我无法忍受别人给我指示。但是我却服从一群牛仔的指令，这根本讲不通。"

"其实，这对我来说有很大的意义。"我告诉她。

"哦，医生，可以解释给我听吗？"

我告诉她，性幻想和其他的幻想不同。如果有人告诉我，她在做去塔希提岛度假的白日梦，那我相信，她的确希望去塔希提岛度假。她的幻想和真实需求之间的联系一目了然，并不复杂。但是，性爱幻想并不是按照这种方式来反映现实的。性爱幻想包括了假扮，它是一种模拟、一种表演，而不是真实的东西，不一定是真实的欲望。像梦境和艺术作品一样，性幻想的内涵远远超乎它表面的意思。性幻想是复杂的心理创造活动，一定不要按照表面的意思来理解。"性幻想就像诗歌，而不是直白的散文。"我举例说。

根据乔妮讲述的她和雷的关系，我认为她不需要担心自己变成受虐狂，她甚至不必扮演被动的角色。牛仔们可能刚开始操控着她，但最终是她控制了那些牛仔们。她是这场表演的作者、制片人、拍摄者、导演和演员。她创造这个画面是为了获得快感，而不是得到痛苦。那些牛仔是她的崇拜者，而不是虐待狂。如果她真的是被强迫的，她就不会享受那个过程了。虽然用的是操控这种手段，但这是一段快乐的经历，复杂的情节只是为了安全地引导她获得快感。

当我对乔妮解释说，她的幻想似乎更多的是关于关爱和脆弱，而不是受虐，她明显松了一口气。乔妮正在接受摆脱酗酒恶习的心理干预。她知道有依赖别人的感觉是很正常的，可她一直都在拒绝别人的帮助，虽然她在暗地里渴望有人照顾她。酒精是唯一可以给她安全依赖的东西，酒精是她可以依赖的朋友。更重要的是，酒精从不会要求任何回报。

13岁的时候，乔妮主动申请在学校住宿，从此开始了一直离家的生活。当时，她认为自己是一个很有野心的姑娘。现在回想起来，她意识到，她是企图逃避家庭里不平衡的需求和资源分配。多年来，她建立了自己稳固的友情网络，这在很多方面帮助了她。但是，无论是寄宿学校、职业生涯、酒精，还是她的朋友们，都无法使她摆脱不可避免的依赖性，或者性爱亲密招致的脆弱感。

再看看雷的情况。雷的特点，用雷自己的话说，是一个"像肉和土豆"的人。他是男性社会化的成功代表：独立、自力更生、能够处理自己的问题。乔妮以前的男友是那种自私、感情上靠不住的人，比如酗酒的艺术家，他会用这样的话逃避："不要定义我们的关系，我们不能任其自由发展吗？"或者说："因为我喜欢你，所以我不能和你在一起。"雷和他们不同，他一开始就表达了自己的喜欢。他说自己会打电话，就一定会打电话过来。他从不迟到。他花了很多心思来规划两人的约会。"他真的在仔细听我讲的东西。他会问我关于我的事情，而且会记住我的回答。我过去习惯了和一个人做爱六个月之后还不敢戳破，不敢问两人是什么关系，这段关系会走向哪里。雷不会这样干，他喜欢我，而且坦白地告诉我。"

雷的坦诚和言行一致，还有浓厚的感情，给了乔妮以前从未感受过的平和、安全的感觉。雷可以根据直觉判断出她的需求，这让她着迷。而且，雷似乎很少有自己的需要，这也增加了乔妮对他的好感。

"有一个男人可以预见你的需求，这是怎样一种不可抗拒的诱惑。"我说，"那这种感觉持续了多久呢？"

"没有多长时间。我觉得现在所有的东西都要我自己问雷，有时候甚至要问他两次。我不能忍了。"她回答我。

"嗯，牛仔们就不一样，你不用对他们提要求。"

在沟通过程中，我多次发现乔妮非常厌恶表达自己的需求。需要别人的照顾，这会让乔妮产生极端的羞辱感，从中我也明白了关于牛仔的那场性幻想是如何解决这一核心问题的。在丰富的性爱幻想中，她处于别人的掌控中，但她不是她所厌恶的衰弱无力的样子。在那种特殊的场景中（她的其他幻想也是如此），她能够规避依赖他人所带来的风险，比如，无助、愤怒、屈辱。而且，她在现实中所厌恶的东西，在故事中却是刺激欲望产生的东西（这一点很重要）。在性幻想的避难所中，乔妮把被动转变成性爱愉悦，把强制力变成了关爱的表达，把风险变成了安全感。

乔妮畏惧的是依赖可能会带来各种后果，比如她的需求得不到满足，别人对她的情感需求是压倒性的。通过想象充满男子气概的做爱对象，她解决了这个问题：那些男人是强大有力的，他们没有弱点，她不需要关注他们的需求；他们也不会提出要求，他们会直接行动。这样，乔妮摆脱了要求女性照顾男性需求的社会文化的束缚，她也解放了自己，体验到自由的性爱。

牛仔面具的背后

性爱幻想具有不可思议的能力，能够一次解决多个问题。乔妮的性幻想体现了她自己的内心冲突，同时也体现了社会文化施加于女性的文化禁忌。在人类历史上，人们付出了巨大的努力，以确保女性的性欲受到限制。针对此，女性一直在努力克服这一禁忌。随着社会给女性更多的禁令，女性的性幻想能力也变得更为强大。乔妮有意识地把自己和想象画面中的女人等同起来。但是，乔妮也创造了那些男人，创造了所有的细节。实际上，乔妮扮演的是所有的部分。乔妮知道性侵犯意味着什么：她了解其中的欲望和无情。通过以牛仔为替代人，乔妮感受到了侵略、自私、力量——这些都属于她心中男性气质的部分，最后通过男性人物牛仔表现出来。

对于许多女性来说，想象强迫和诱惑的画面是她们安全地表达性爱侵略欲望的出口。因为，女性的侵略欲望违背了我们传统的文化观念，所以她们只能通过假想的换位宣泄出来，让假想的侵略人来表现许多女性都不愿表现出来的侵略欲望。

强奸性幻想很常见，这与当今社会对女性的性虐待是不同的，在虚构的情节中，那不是真正的侵犯。很少有女人把被打得发青的眼圈或者裂唇纳入性幻想中。性心理咨询师杰克·莫兰（Jack Morin）强调说，强奸性幻想是非暴力的。在幻想中，温柔颠覆了暴力。通过温柔的男人、安全的男人，女性可以安全地体验"健康的支配和有力的屈从"的乐趣。

讲出来，没那么可怕

在心理咨询中，我努力构建一个对性爱友善的地方，这里没有批评和道德教化，人们可以在这里放心地讨论自己的性爱。仅仅是这一点——要做到这一点并不容易，就产生了深刻的影响。性爱可以激化感情和欲望中的冲突，也可以成为填平这些裂口的方式。

我和乔妮一起利用她的想象场景来解决她和雷之间的关键问题。依赖、被动、侵略和控制，这些都是她许多年来一直否认的感情，她只允许在自己的想象中出现这些感情。在沟通中，我帮助她找回了这些情感，她就距离它们更近了一步。

一旦乔妮不再为自己的性幻想感到羞耻，她会变得更加轻松，更认可自己。她惊讶地发现，她可以对雷提出各种要求，而不会感觉那么诚惶诚恐。在之后的谈话中，她发现原来认为是巨大障碍的东西，其实只是没有解释清楚的误解，因为忽视了沟通，导致如滚雪球一般失控。

这些年来，雷一直以为他温和的做法是乔妮想要的，或者说，他以为这是所有女人想要的。他不明白，为什么当他问"你想要我做什么"时，得到的却是恼怒的答复——"不用！"雷不知道，对乔妮来说，男人在性爱中照顾她的需求意味着她可以放下所有的责任，毫无愧疚地享受被动依赖的快感。而现实中出现了一个恶性循环：乔妮的拒绝让雷变得焦虑，这种焦虑又引发了乔妮更多的排斥。

当乔妮提出让雷变得更坚定、更自我时，这既解放了雷，也解放了她自己。雷第一次感觉到，他可以有全方位的感情空间，不只有温柔的部分。乔妮惊讶地发现，当她表达自己的需求时，雷的反应是积极的。对乔妮来说，表达自己被动的欲望是前所未有的行为。同许多女性一样，由于受到社会文化的影响，她认为袒露女性的欲望是放荡的，是没有吸引力的、自私的，也绝不是夫妻性爱中应该做的。"我害怕如果我告诉雷说'这样做，不要那样做，慢一点，久一点'的时候，雷会感觉他的男性自尊被伤害了。"

乔妮认为，在性爱中完全顺从、依从雷的性爱指示、完全忽略自己的那部分，就可以保护雷的男性自尊和男子气概。或者说，她曾是这样认为的。但这种看法被证实是错误的——因为乔妮提出要求反而刺激了雷的欲望。从雷的角度看，当女性和他处于同等的地位时，他免去了服务对方的职责，也不必一直担心自己这样做是不是正确的。乔妮坦诚地表达自己的需求之后，雷无须再担心她，也不必为她温吞的反应而自卑。雷也能够提出一些自己的要求，和他心爱的女人一起体验自由和放纵。

乔妮从来没有告诉雷她性幻想的具体内容，但发掘性幻想的含义的确给他们的性生活和感情带来了显著变化。当乔妮知道她在性爱中想得到什么，意识到阻碍性爱快乐的个人与社会的障碍时，她就能够以不同的方式来接近和回应雷。她对我说："现在我更清楚性爱对我来说意味着什么，我想在性生活中感受到什么，并且我可以把这些告诉雷，而无须袒露自己的性幻想，虽然我觉得讲出来也没有那么令我害怕了——我不会再为此感到羞耻或害怕了。"

释放你的想象力

一些伴侣会通过口头或者行动分享彼此的性幻想，以此来激发欲望。比如凯瑟琳和她的丈夫就计划表演一个放荡的场景。这很有趣，很新奇，他们无须出轨就可以获得新鲜的感觉。这在一夫一妻制中创造出多样性。

但并不是每个人都乐意分享自己的性爱幻想，人们也不必讲出自己的性幻想。我不主张一定要讲出来，因为，并不是所有人都喜欢生活在"真情告白"的气氛中。我们不愿意讲出自己的性幻想不是因为羞耻，而是因为把幻想暴露于强光下会让它们枯萎。此外，我们可能和爱人的性爱波长不同，保留自己的性幻想也是一种明智的做法。

我们来看看纳特和他的女友阿曼达的例子。纳特的性幻想不是隐藏在他的心里，从他的录像带架子上就可以看出来——色情录像占其中的半数以上。很明显，纳特喜欢看色情录像。他从来不觉得有必要隐藏这一点，但也没有分享它的愿望。"这就像我的一种迷恋，有的人也不知道自己为什么会迷恋一件东西。为什么有人喜欢鞋子呢？我完全无法理解。我曾经试着弄明白，但还是没有搞清楚为什么。我不是扭怩作态，对我来说这已经很久了，从十几岁的时候就开始了，无论我在现实中的性生活是怎样的。"

如果不是阿曼达说那些录像带让她感到不安，纳特可能会一直这样下去。他把录像带放在公开的地方，大概没有考虑过这会令女友感到不安。"我不理解为什么要那么暴力，那样我会害怕。我，作为一个女人，为那种脆弱感到害怕。"阿曼达说，"我的意思是，那有点病态，对吧？"

阿曼达看到的是，有绝对掌控权的好色男人在欺负柔弱的女人。但是，纳特看录像带时的看法完全不同。我问他："你觉得其中吸引你的是什么？"他很快回答我："毫无疑问，女人。"在纳特看来，刺激他欲望的是淫荡的女人。她的性爱力量强大，可以同时和几个男人做爱。在这种快感中，既没有暴力也没有伤害。

"她想要这样做爱，而且享受其中。如果她不享受，我也没有看的兴致。"在我面前，纳特对阿曼达说。

纳特的解释让阿曼达放松了一些，那些电影不那么让她毛骨悚然了。但是，阿曼达觉得屏幕中的女人和她毫无共同点，这让她感到受伤。"我无法和那些女人竞争。如果他喜欢那种女人，他怎么会从我这里得到满足呢？"在看那些录像带的时候，阿曼达只想到了录像带给她的暗示，没有想过纳特是怎么看待的，她觉得自己不够有吸引力。

纳特承认："我觉得那些女人很性感。如果在街上我看到一个女人穿着紧身胸衣，皮革的迷你裙，还有那种有性暗示的靴子，我会兴奋。但是我想和那样的人共同生活吗？不会。我会和那样的人做爱，毁掉我们的感情吗？不会。我曾经被那样的女人吸引、和她做过爱吗？是的。我和那样的女人有过长期的关系吗？没有。我想，我可以区分刺激我性欲的东西和我爱的人。我已经足够成熟，可以弄清其中的区别。我对你的感情是完全不同的。"

我请阿曼达从这个角度考虑：正是因为那个女人不是真实生活中的，所以她才能刺激纳特的欲望。正是因为没有复杂的心理因素，才会让纳特兴奋。如果那些女人真实存在于他的生活中，有自己的感受、需求、不安全感、观点，那么满满一柜子的靴子也无法产生看录像带时的刺激感。在纳特的性幻想中，复杂的个人性格被极大地简化了，正是因为色情录像中的那个女人没有自己的个人性格（被物化），才能容纳纳特的性幻想，满足他的需求。

纳特让我想起了贪婪的女妖形象。在乔妮那里，该形象化身为牛仔，却并没有复杂的个人性格；在达里尔那里，该形象化作沙滩上走过的猥琐路人；在凯瑟琳那里，则是她的丈夫扮演客户的角色。我们的性幻想往往充斥着这些肆无忌惮的性欲人格化的人。通过他们，我们可以享受性爱或压抑不住的欲望，不受成年人亲密纠结情感的拘束，它们帮助我们避开了欲望模糊的地带和爱情的意外事件。虽然这些人格化的人物也存在于我们的生活中，但他们无法代替真实的东西。

大多数色情录像的生产者和观看者主要都是男性，用社会学家安东尼·吉登斯的话说它们的主要内容都是"不谈情感，只有高强度的做爱"。一方面，它满足了许多男人区分他们的性生活和情感生活的需要，把稳定的感情和冲动的欲望分开。但色情录像还满足了男性另一个隐秘的需求。反对色情录像的人们主要攻击的是男性的侵略性和暴力，但吉登斯提出，故事中展现的男性力量消除了男性的不安全感，包括性爱的和其他方面的。在大部分的色情录像中，女性人物中和了男性的不安全感，因为她们会对男性做出积极的回应，使他们得到完全的满足。录像带中的男人给女性带来了狂喜和极乐，这使男性得到了心理的满足，因为女人证实了男人的阳刚之气。

在纳特听完了我对色情录像的初步分析之后，我不得不说，他宁愿自己没听。他不认为色情录像带体现了男人的不安全感。但他的确承认，色情录像带帮他构建了一个不存在情感的区域，在那里原始欲望是自由的，他所有的不安全感、不满足、依赖性等都被暂时放下了。

如果不是因为纳特的那些录像带被摆了出来，可能就不会有这场谈话了。纳特和阿曼达已经很长时间不做爱了，但他们依然生活在一起就他们之间的问题进行谈判。我意识到，由于阿曼达的不安全感、偏见、审美差异，在听到是什么使纳特兴奋时，她会认为这威胁到了他们的关系。

在纳特这一方，他对阿曼达的敏感没有多少回应。他不那么在意色情录像带对阿曼达的影响，而且他有点腼腆，不明白这一切意味着什么，尽管他否认这一点。他声称，他是因为太爱她了，所以才很难对她产生欲望，这种说法听起来油腔滑调的。展露一个人内心的性爱生活需要很强的敏感性和机智，这些纳特并不具备；同样，了解爱人的性幻想世界需要人超乎其外，这也是阿曼达所不具备的品质。

有人在帷幕后偷窥爱人隐秘的性幻想时会感到兴奋；而在另外一些人看来，这就是一场灾难，它不仅没有丰富两人的性生活，反倒损害了他们的性爱生活。邀请他人进入到我们的性爱想象中是有风险的，如果对方没有很好地理解和认可，结果会是灾难性的；而如果对方的看法让我们觉得自己得到了认可和接受，我们会得到极大的肯定。虽然幻想本身未必是两人亲密的场景，但袒露自己的幻想确实促进了两人的爱和信任。

同时，了解对方的性爱思维需要我们努力理解对方，还需要在一定程度上把自己的情绪独立出来。我们可能不喜欢所听到的东西，我们可能也不觉得那是性感的，但我们要去理解对方。体恤爱人以及把自我情绪分开来是不容易实现的，尤其是与欲望有关时。如果吸引爱人的是我们所不知道的东西，是其他什么东西，我们很容易会先批评再提问题，或者一味排斥。一场开诚布公的谈话很容易就演变成相互防备和情感退缩。一旦性爱思维发现对方的批评，它就会躲藏起来，这时性爱思维不仅仅是个人的，它更是秘密的。

我支持保护个人隐私，对向人揭露自己的性爱幻想这件事，我认为一定要谨慎。探索一个人的性爱世界并不意味着要使之公开，认可也并不意味着要将细节部分彻底地坦诚。我们可以用许多方法把性爱自我代入到两人的亲密关系中，不一定要讲出来或者相互坦诚。如何做就取决于两人的关系以及两人的兼容性。

在我们的文化中存在对性幻想的强烈禁忌，很多人一想到谈论性幻想就会变得焦虑，感到羞耻。然而，性幻想是我们的心理和文化观念的地图，探索这幅地图会帮助我们获得更好的自我认知，是带来改变的重要一步。如果我们封锁了内心的性爱想象，性爱会变得残缺，缺乏活力，我们与伴侣之间也会不够亲密。其实，很多人在内心深处也意识到，枯燥乏味的性生活往往是因为人们封锁了内心的性爱想象力。

我们的性爱想象力是活力的表达，是我们保持旺盛欲望的最有力的工具之一。各种个人的、社会的因素会阻碍我们的性爱快感，而性幻想可以把我们解放出来。了解性爱幻想对我们的影响，会帮助我们理解我们在性爱和情感上追求的是什么。在性爱"白日梦"中，我们找到了唤醒性爱活力的能量。

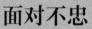

MATING
CAPTIVITY

第 10 章

面对不忠

重新思考"第三者"

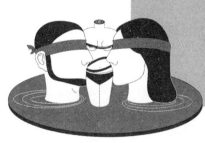

> 问：有什么保持长期感情的秘诀吗？
>
> 答：不忠。不是不忠这个行为本身，而是来自不忠的威胁。在普鲁斯特看来，唯有嫉妒之情的介入才能拯救被日复一日的单调重复消蚀得寡淡无味的爱情关系。
>
> ——阿兰·德波顿（Alain de Botton），
>
> 《拥抱逝水年华》（*How Proust Can Change Your Life*）

《塔木德》是希伯来传统文化经典，其中有这样一个故事：每天晚上，拉比·巴·阿斯都匍匐在仁慈的上帝面前祈祷，祈祷自己能摆脱邪恶的欲望。他妻子听到了，觉得很奇怪："我们已经很多年不做爱了，为什么他要这么说呢？"所以，有一天，当拉比在花园读书的时候，她把自己打扮成哈胡塔（哈胡塔是古巴比伦典型的妓女名字，这个词在希伯来语中也有"自由"的意思），然后走到了花园里。

"你是谁？"他问。

"我是哈胡塔。"她回答。

"我想要你。"他命令道。

"给我摘下石榴树上最高的那个石榴。"她向他提要求。

他摘下那颗石榴给了她，然后，两人做爱。

当他回到家里，看到妻子在烧火。他站起来，想要投火自尽。妻子问："你为什么要这么做？"

"因为发生了……"他坦白道。

"但那就是我。"她回答说。

"但是,我的意图是不对的,我违反了忠贞的原则,论罪应被烧死。"

这个故事,体现了潜藏在伴侣之间"忠贞"教条的内在悖论。换言之,"忠贞"一旦被绝对化、极端化,就会步入荒谬。

一夫一妻制的内在矛盾

从两人结为夫妻的那一刻开始,就可以划定各种界限,确定什么在界限之内,什么在界限之外。在所有人当中,你选择了这个人,然后在幸福的周围划定了界限。现在,问题开始出现了:什么事情我可以自己去做,什么事情要和他分享呢?我们去睡觉的时间一致吗?每年感恩节的时候你都和我的家人一起过吗?有时候,我们公开地讨论这些问题,但更多的时候,我们通过试错来进行。我们会审视哪里是雷区,比如,对方会抱怨:"你为什么不找我和你一起去呢?我以为我们会一起去旅行。"一个眼神、一句评论,以及受伤之后的沉默,这些都是我们要理解的线索。我们会判断见到对方的频率、讲话的频率,以及两人预计要共享多少空间。我们筛选各自的朋友,判断在我们结为伴侣之后,这些朋友分别有多大的重要性。我们整理以前的恋人——我们知道他们的存在吗?我们之后会讨论他们吗?我们会见到他们吗?不管是明面上还是暗地里,我们划分出两人共享和各自独立的区域。

而忠诚是所有这些界限的母亲,是统治夫妻关系的"女王",因为忠贞比其他任何因素都更护卫着两人的结合。传统的一夫一妻制指的是一生中只有一个性伴侣，就像鸳鸯和狼一样。而如今，一夫一妻制的通俗理解是只和自己唯一的配偶发生关系。不管一个女人结婚、离婚、保持单身一段时间，先后有几次恋情，再婚、离婚、第三次结婚，只要她在这段时间里只有一个性伴侣，她就符合一夫一妻的条件。但是，哪怕一个男人在和一个女人持续 50 年的感情中，在第 15 年里有过一次出轨，那也属于对妻子的不忠。

正如鲍勃·迪伦所描述的"变革的时代"，在过去的 50 年中，出现了各种新的婚姻和家庭结构，有未婚同居的情侣，有单身母亲、继父母或养父母，或夫妻双方不要孩子的"丁克家庭"。此外，多次婚姻和混合家庭（父母是继父或继母的家庭）变得越来越常见，甚至我们可以长期同居但不结婚，也可能同在一个屋檐下，但是不怎么接触。婚姻关系越发脆弱，无过错离婚的情况屡见不鲜。所有这些都重新定义了伴侣之间生活的界限，以及双方与外在世界的关系。但是，不管我们对婚姻的态度多么有弹性，我们依然坚定地坚持一夫一妻制，即坚定地保持伴侣之间性爱的排他性。

坚持一夫一妻制是有代价的。巴西家庭心理咨询师米歇尔·施可曼（Michele Scheinkman）说："美国文化对离婚很宽容——两人的感情完全破裂，给整个家庭带来令人痛苦的影响——但是这个文化却不能容忍对'性事'的不忠贞。"换言之，我们当中的很多人宁愿结束一段关系，也不愿对"不忠"做出半点妥协。

我们对一夫一妻制的信仰根深蒂固，大部分夫妻特别是乡村的夫妻，很少有人公开质疑这个制度，甚至觉得没有必要对这个理所当然的制度提出质疑。即使是那些愿意讨论性爱、自认为非常"开放"的人，也往往是一夫一妻制传统的"卫道士"。按照传统的理念，一夫一妻制有着绝对的排他性。一个有配偶的人，绝对不能是"大部分时间里一夫一妻"的，也就说，当婚姻关系确定后，双方都不能再与伴侣之外的任何人发生过于亲密的关系，除非伴侣关系宣告结束。而讨论伴侣之间是否一定要绝对忠诚的问题，则意味着：一夫一妻制在某种意义上，就像其他的任何制度、任何理念一样，同样是可以质疑的，而不是绝对的"神圣不可侵犯"。然而，在很多人看来，"能否在有些时候对伴侣不忠"这个话题太惊世骇俗了，所以决不能讨论，并刻意避开这个话题。我们害怕盔甲上的小小缝隙，会导致整个武装防线的崩溃。

事实上，21世纪的美国有着50%的首次婚姻离婚率和65%的第二次婚姻离婚率，此外，婚外情发生的概率也居高不下。由此可见，传统的婚姻制度就像一艘逐渐残破的古船，其沉船速度比我们试图修补的速度还要快——这将成为一种普遍趋势。然而，大多数美国人依然固执地相信，最严格的一夫一妻制是最完美、最安全的，在这件事上，不允许有任何讨价还价的余地。

当一方出轨

在历史上，一夫一妻制是为了控制女性的生育。"哪个孩子是我的？我死后谁将得到我的牲畜？"这是古代人非常关心的重大事务。换言之，夫妻忠诚是父权社会的一根支柱，直接关系到家族的血统和财产，但它与爱情几乎无关。而今天，特别是在西方，一夫一妻制和爱情的一切都有关。当婚姻从家长安排变成了内心的自主选择，忠诚也变成了两人爱和承诺的表达。忠贞曾是社会施加于女性的要求，现在变成了男性和女性的个人选择。也就是说，个体的信念取代了社会的公约。

在当今社会，人们可以为自己的婚姻做主——我们甚至不一定要结婚。我们设定了自己想要的东西，而且，我们的欲望是无限的。我们依然需要传统家庭提供的东西，比如安全感、孩子、财产和尊严，而且，现在我们希望对方爱我们，对我们有欲望、有兴趣。我们应该是密友、最好的朋友，并且迸发着爱的激情。现代婚姻理念让我们相信，世界上一定存在某个"与我完全般配"的人，如果我们可以找到她或者他，这一切都是可能的。我们固执地坚持这种想法，认为婚姻可以给我们带来一切，如果之后发生离婚或者婚外情则不是因为机制出了问题，而是因为选错了人。下次我们会做出更好的选择。我们关注的是我们爱的人，而不是我们爱的能力。所以，正如心理学家埃里克·弗洛姆（Erich Fromm）所言："我们认为爱很容易，难的是找到对的人——一旦我们找到了'那个人'，其他人就很难再吸引我们。"

我们在一夫一妻制中寻求的排他性，根植于我们婴儿时与母亲的亲密关系。女权主义心理分析学家南希·乍得罗（Nancy Chodorow）写道："我会一直被爱着，无论何时何地，这种爱是全方位的，包括我的全部身体，包括我的全部。没有批评，不用我去努力——这是所有性爱努力的最终目标。"

在成年后的爱情中，我们希望重新找回和妈妈在一起时那种初始的完全的包容。当我们是婴儿时我们还没有自己的独立性。在那时候，母亲的唯一职责就是照顾我们。在母亲和孩子之间没有距离。对新生儿来说，母亲是全部，不可分离，紧密相连：她的皮肤、怀抱、声音、微笑等，都被他所占有。作为皮肤依然粉嫩的婴儿，我们感到满足。在内心深处，我们从未忘记那个伊甸园。那些未曾体验到这种状态的人们——

没有母亲照顾、照顾不周或者有一个自私的母亲的人——更渴望这种理想的爱人。

我们面临的问题是：我们努力要找回的"小时候和母亲在一起的感觉"究竟是能够实现的目标，还是一种不切实际的幻想？对孩子来说母亲是全部，但是，母亲和其他人也有关联。至少，母亲也有一位足以令孩子嫉妒的爱人，那就是孩子的父亲。所以，事实上母亲不可能"完全属于孩子"。

因此，从我们小时候开始"背叛专属关系"的阴影就存在于我们心底，并伴随着我们长大。隐藏在我们占有欲中的不安全感，在人们日益孤立的现代生活中被放大了。对失去和被遗弃的恐惧让我们紧紧抓住忠诚这一点。处于一个任何东西都可以被抛弃的文化中，我们觉得自己是可以被取代的，于是对伴侣关系安全感的需要也就变得更强烈。我们越是觉得自己在这个世界中很渺小，就越希望自己对爱人来说更重要。我们希望确认自己是重要的，至少对于自己的伴侣来说，自己必须是不可替代的。我们希望与爱人融为一体，打破我们孤独的牢笼。

也许，这就是为什么我们如此坚持婚姻关系的绝对排他性。成年人的性爱重演了婴儿早期的身心融合——身体的接近和抚摸带来的舒适感与满足感，但一想到爱人和别人这么做我们就会感到十分痛苦。我们觉得，与其他人做爱是终极的背叛。

因此，绝对专一的一夫一妻制成了我们的浪漫幻想中"神圣不可侵犯"的核心，它是我们内心深处根深蒂固的理念：我是被选择的那个，其他人都不可以。当爱人拒绝其他人的时候，这证明了我的独特性。当你的心思不在我这里的时候，我的重要性不复存在。反过来说，如果我不再觉得自己很特别，我的身体和内心都会疼痛。幻灭之后，我要继续漫游，继续寻找：有人能够重新证明我的意义吗？

"我并不想结束我的婚姻！"

道格在上大学的时候遇到了他的第一任妻子。他们是很好的朋友，但性生活平平淡淡。最终，婚姻失败了。之后他又有了几段充满热情的关系，虽然性爱的部分很有活力，但情感方面道格感到贫乏。然后，他遇到了佐伊，一位充满活力的计算机生成图像艺术家。道格说她表面看来很迟钝，但能包容一切，内心不容易受伤——这是一种非常可贵的心理素质。道格说："她有独特的人格魅力。她脚踏实地、务实，在床上又很放得开。我觉得自己中了婚姻的头彩。"

两人结婚之后，没过几年，佐伊不再那么热情地回应丈夫道格了。她依然很有活力，但是大部分的能量都花在了别处。她需要照顾孩子，做动画也侵蚀着她的创造力，还有她 XL 尺码的大家庭——她的父母、5 个姐妹，还有她的几个孩子——是她社交生活的中心。道格感到自己被忽视了。没有了性爱，道格无法再用它把自己和其他人区分开来，他觉得自己越来越无关紧要，像个多余的人。

在随后的几年中，道格几次短暂地试图修复两人的亲密感，但都失败了，他变得更加敏感和烦躁。他带佐伊出去度过浪漫周末，精心选择每周要看的电影故事，此外，他还因为妻子喜欢晃来晃去的小玩意，就给她买许多耳环。在大多数情况下，佐伊都被道格打动了。但是道格越是努力讨好妻子，就越是意识到，自己在妻子的眼里根本无足轻重，这让他感到非常压抑。虽然的确有激情的火苗，但是道格从未成功点燃他所期待的烈焰。于是，他越努力，就感觉越空虚。

道格的目光开始漂移，然后聚焦到一个人身上，不是妻子佐伊，是另一个新结识的女人，内奥米。这位一头红发的零售采购员毫不掩饰道格对她的吸引力，她找借口进到他的办公室里和他聊天，她崇拜道格处理和老板关系的方式，喜欢他的西装。"哦，那是新配的眼镜吗？"这样，从一块三明治变成出去喝一杯，又变成了 5 年的婚外情。道格和内奥米的性爱充满激情，但是，这不是这段婚外情的全部，还有内奥米对道格的关注以及禁忌的快感。内奥米从不缺乏男人的喜爱，道格无法抗拒地和内奥米在一起。她周末会想他，会因为道格的妻子而吃醋。虽然内奥米的占有欲让道格有时很烦恼，但这也印证了道格的重要性。

来到我的办公室时，生活中的矛盾已经让道格手忙脚乱。他的婚姻不再是一夫一妻制的，而他的婚外情也刚刚结束，因为他无法满足内奥米对他身体忠诚的要求。"整个事情是疯狂的。"他告诉我，"内奥米要求我不要再和佐伊做爱，我告诉她，这不可能。然后她就开始和别人约会了，两个人已经要谈婚论嫁了。内奥米拒绝与我做爱，她完全不讲她和那个埃文的关系是怎么回事。我很嫉妒。一想到她在别的男人怀里，我就快疯了。"

"我想，这个矛盾你应该意识到了：在一段本就是不忠的关系中，你要求对方的忠诚。"

"是的，但是我想要她的忠诚，不是我的。"道格回答说。

"哦，对，我忘了你这里是一个双重标准。佐伊和内奥米都应该对你忠诚，但你不用对她俩任何人忠诚？"

"有点接近这个意思。这显然是不公平的，我知道。但其实我并没有那么自以为是。"

"那你为什么不离开佐伊呢？"我问他，"如果你那么喜欢内奥米，为什么不随心而行，和内奥米在一起呢？"

"我爱佐伊。"道格回答说，听到我的话，他感到很震惊，"我从来没有想过结束我的婚姻。我喜欢佐伊，而且也不想离开我的孩子们。除了这两个原因，我和内奥米结婚这件事就是个灾难。"

"所以，婚外情没有让你想离婚。它更像是一种稳定剂，第三人可以帮助保持你们两人婚姻的稳定？"

"我不知道，也许吧。这一点我没想过。我只是跟着我的直觉走，现在搞得一团糟。"

我想，在一定程度上，道格希望我证实他的确犯了可怕的错误。他背叛了自己的誓言，做出了违反道德的事情。但是，如果只有批评，我们就容易把注意力从分析他行为背后的真正问题上转移开。在心理咨询中，我倾向于保持道德中立的立场，这样我可以自由地探索道格婚外情的原因，而不会拘于道德批判。一旦道格明白了他和内奥米在一起的动机，他就可以自行得出结论：他做了什么，以后想怎么做。

婚外情背后的原因

出现婚外情有许多原因，比如夫妻感情出现裂痕，存心对配偶进行报复，对过去的情人未了的牵挂，还有老生常谈的欲望。有时，外遇是在追求激情，或是对婚姻束缚的反抗。越轨行为是一剂春药，拥有秘密有时可以让人觉得独立，或者是对缺乏隐私的反弹。有什么比在浴室低声打电话更挑逗的呢？于是，忙碌的妈妈重新感受到自己是个女人，她的爱人不知道孩子打破了乐高玩具，也不知道水管工人再没出现。

　　婚外情，或曰外遇，对当事人而言可能是一场灾难的导火索，但它也可以是一种解放，是力量的源泉和治愈的良药，在大多数情况下，婚外情常常是这些的混合体。当亲密感情已经一去不复返了，当我们不再交谈，当我们多年没有做爱，我们更容易接受他人的温柔。在孩子还小、有各种需求的时候，来自婚姻之外他人的欣赏感觉像一剂补药。可当孩子们长大、离开之后，空巢老人可能会从其他地方寻求安慰。当我们的健康出了问题，或者刚刚经历过死神的劫难，我们可能会爆发出自己的不满，对更好的东西有更强烈的期望。一些婚外情的发生是因为反抗，有一些则是因为过于温顺。出轨可能是婚姻的警报，它发出信号，要求两人关注他们的关系；它也可能是一段支离破碎的感情的丧钟。

　　人们普遍认为外遇是源于感情中深层次的问题，但我并不完全认同。外遇的发生有多种原因，并不是所有的原因都和婚姻中的问题有关。有时，发生外遇的人其实对她／他的婚姻是满意的。道格就是如此，但他想要的东西更多。他无法表达究竟想要更多的什么，只知道那可能与更频繁的性生活有关。

　　我和道格一起分析他的性爱，我渐渐明白道格在和内奥米的动荡关系中寻求的是什么。对他来说，性爱是一个获得情感滋养的地方，是一个避难所，是爱的化身。在性爱中，道格遗忘了自我，与世界融为一体。在性爱中，道格摆脱了他最难以忍受的孤独感。"就像我走了，激情冲走了一切。那种绝对的专注，以某种方式把我从自己身上解放了出来。我停止思考，那种快感冲上我的脊柱，穿过我的大脑，然后离开。但我不会关注那时发生了什么。"做爱是包容一切的。和内奥米在一起，道格能保持这种高辛烷值、超然的性。这部分是因为在性爱方面两人有着共同的特质，但是，更重要的是，婚外情本身是让人充满激情的。

婚外情是有风险的，它危险、不稳定，这些都会使人兴奋。人们用婚外情构建了一个自己的世界，与外面的世界隔离开来，两人之间的关系也因为其秘密性而得到了强化。两人的关系没有暴露到光天化日之下，保留了两人关系的隐秘性。你不必担心朋友是不是喜欢她／他，因为没有人知道她／他的存在。婚外情延展了我们生活的边缘，在婚外情中，我们也不必担心预约牙医、交税、还贷这样的问题。

但婚外情中也有很多障碍要克服。比如，要见到对方不容易，有时候要费很大的劲：要克服困难，安排日程，寻找安全的地点，找好借口。所有这些不懈的热情一再证实了两人对彼此的重要性。从这个角度看，道格的出轨是因为和内奥米在一起能获得某种东西，一种以前和妻子在一起时有过、现在却失去了的东西，那就是，一种确认自己重要的感觉，一种从孤独中解脱的感觉，一种坚强的感觉。

重回家庭

和内奥米的婚外情结束时，道格的婚姻一片荒芜。道格和佐伊很温和，相互尊重，偶尔很热情，但在感情上已经沉寂。佐伊已经习惯了道格经常以含糊的理由不回家。道格和佐伊的前戏很少，也很有距离感，因为道格要分心，他害怕无意识地口误，说出不应该说的东西。在和佐伊的婚姻中，道格的秘密占据了越来越大的比重，他可以和佐伊谈论的话题寥寥无几，无非是孩子、政治或天气之类。

在分析是什么引发了道格和内奥米的婚外恋情的过程中，我渐渐明白了为什么道格不选择放弃他的婚姻，而是放弃了和内奥米的关系。佐伊是他的陆地。同时，佐伊很有条理，她很放松，她可以一夜安睡，早上也会按时起床。佐伊不会追求激情，她很少为激情所驱使。尽管和内奥米在一起时，道格找到了逝去的激情，但佐伊却拥有整个陆地。

　　道格和我讨论了他理想的婚姻与现实的婚姻。他希望在婚姻里同时找到激情和温暖，这就像希望晚上厨房的桌上是性爱的盛宴，而在第二天阳光明媚的早上，桌上却摆好了早餐要吃的煎饼，孩子也坐在桌边。和佐伊在一起，道格可能将永远不会体验到和内奥米在一起时的那种激情。婚外情本身就带有激情，秘密、折磨、内疚、越轨、危险、风险、嫉妒都是使激情燃烧的力量，都是燃烧弹，这种强大的欲望对于一个有孩子的家庭来说更是一种威胁。

　　随着道格更理智地明白他可以期待从婚姻中得到什么，这时出现了一系列其他的问题。现在他决定回到婚姻中了，他有什么选择呢？他可以承认自己的欲望，但是不用行动吗？他还会像以前有婚外情的时候一样，私下里被一夫一妻制的问题纠缠，而不让佐伊知道？还是他可以选择开放一些，和妻子讨论婚姻的边界问题？为恢复和妻子的感情，道格一定要向妻子坦白那段婚外情吗？他的内疚感怎么处理？

　　对这些问题，道格每天的回答都不一样。上周的时候，道格觉得如果自己不是干干净净的，连直视妻子的眼睛他都做不到；今天，他最想做的就是保守所有这些秘密。"只是为了解放我的良心，就要让她伤心吗？有时候我觉得她其实一直都知道，她没有离开我的唯一原因是，我一直不把这件事讲出来。至少这样的话，她可以保留自己的尊严。"

　　在美国，大多数心理咨询师都认为，要创建亲密的关系，必须对爱人坦诚道出自己的一切，包括出轨的经历。这种看法和我们对亲密爱情的理解是一致的，都要求关系透明——没有秘密，不讲谎话，分享一切。而且，有的人认为撒谎是比出轨更大的过错："你不仅仅是对我的爱情不忠诚，更是在对我撒谎，故意欺骗我的感情！"在美国人的思维中，尊重是和诚实联系在一起的，而诚实对于个人是很重要的。无论是自我隐藏或掩饰，还是其他形式的欺骗，都等同于不尊重对方，意味着把对方当作可以被你任意玩弄于掌心的傻瓜。

然而，在另外一些国家的文化里，大家则普遍认为，温柔、善意的谎言可以保护爱人的自尊心，甚至可以体现对爱人的尊重。换言之，善意的隐瞒与讲真话相比，不会让爱人感到那么屈辱，更为可取。从这个角度看，隐瞒不仅有利于保持婚姻的和谐，也是一种尊重的标志。

考虑到文化的影响，我充分尊重道格坚持对那段婚外情保持沉默的决定。同时，我鼓励道格通过其他方式，重新找回和妻子的感情。

他的婚姻已经按下"暂停"键很长时间了，现在道格需要按下"播放"的按钮。

道格开始投入精力恢复和佐伊的关系。他有了更多的时间，也更愿意花时间和妻子在一起，还把许多资源投入到妻子一方。佐伊发现她的"奥德赛"突然归来了，她假装很惊讶，但当佐伊俏皮地说出"你好陌生"时，道格知道佐伊放松下来了。我鼓励他更多地和孩子相处，把更多的时间投入到家庭中，帮佐伊做一些事情，这样她可以有精力投入到两人的性爱中。

道格尝试变得更积极主动，有一次他甚至问佐伊，她有没有觉得自己被其他男人吸引了。佐伊的回答很模糊："也许有，也许没有。为什么要问这个呢？"这样的佐伊有些慌乱。"她和你过去一样，把自己的秘密包裹起来。你很容易会认为，自己是那个神秘的背叛者，而她像苦守

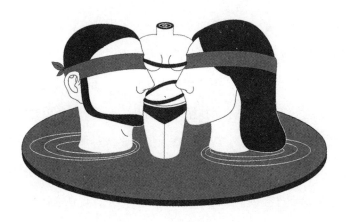

两人相爱，所以决定在一
起；而为了成为一对长期伴
侣，我们需要第三者的存
在。接纳第三者的存在打开
了一个广阔的性爱空间，在
那里欲望的火苗不会熄灭。

寒窑的妻子一样等着你回家。也许她也有她自己的一些秘密，性幻想中
的其他男人可以给她你所不能给的东西。"

　　婚姻并非处处完美无瑕。我们希望能够融为一体，却在婚姻中发现
了两人之间的种种分歧。当我们意识到，有些东西我们永远不会得到
时，我们会感到恐惧。我们会斗争，也会退缩。我们指责爱人，认为是
爱人让我们无法得到完美的婚姻。我们把目光投向其他人。可悲的是，
大多数人一直停留在这个地方，直到秃顶，头发变白。其他人悼念逝去
的梦想，与自己做出的选择妥协。长久的爱情，一定要建立在伴侣双方
都相互接纳的基础上。当道格开始了解自己，开始接纳佐伊这个人本身
的时候，他终于可以把他们之间的分歧变成财富。

第三者的阴影

　　在每对伴侣的边界阴影里，都可能存在第三者。他可能是你高中时
的恋人，你显然仍记得他手的样子；他可能是帅气的收银员；他可能是
你在接儿子放学时与之调情的帅气的小学四年级老师；他还可能是你乘
地铁时朝你微笑的陌生人，以及色情明星、性工作者等，包括有过和没
有过身体接触的人。第三者可以是一个女人和丈夫做爱时头脑中幻想的
男人。这种人网上越来越多。不论是真实的人还是想象中的人，第三者
都是伴侣双方保持平衡的支点，他 / 她代表了伴侣双方对边界之外的世
界的欲望——虽然，第三者是一种禁忌。

　　婚外恋是爱情关系中的"第三者"，但是，换个角度看，当事人的
"法定配偶"也是。内奥米是道格婚姻阴影中的女人，而佐伊是生活在

道格感情中心的女人。内奥米的嫉妒是因为道格配偶的存在，没有了佐伊的存在，所有那些占有欲、激情、疯狂都会不复存在。这也解释了为什么当婚外情变成婚姻，取代了原来的婚姻之后，往往很难持久。只有当婚姻障碍消除之后，对婚外恋中那对恋人的爱情的考验才真正开始。

所有的感情都处于第三种关系的阴影之下，因为正是它维系着我们的二元关系。在前不久的畅销书《一夫一妻制》（*Monogamy*）中，作者亚当·菲利普斯写道："伴侣关系是对第三者入侵的抵抗，但是伴侣关系的持久需要敌人的存在。这也是为什么一夫一妻制的生活不能没有他们。两人相爱，所以决定在一起，而为了成为一对长期伴侣，我们需要第三者的存在。"

那么，夫妻双方要如何应对上述情况呢？我遇到的许多咨询者都拒绝承认第三者的存在。他们坚定地认为，两人应该合二为一，不需要第三者的存在，完美的爱情本身就足矣；两人的结合是如此脆弱，哪怕第三者仅仅是在幻想中出现，就足以粉碎这种结合。

斯坦利·库布里克（Stanley Kubrick）在电影《大开眼界》（*Eyes Wide Shut*）中对我的上述观点做出了尖锐的表述：比尔和艾丽斯参加了一场奢华的圣诞晚会，之后进行了一场关于性爱的谈话。比尔一直认为艾丽斯像他一样，本质上不可能是不忠的。

比尔说："你是我的妻子，是孩子的母亲，我很肯定。你一定不会不忠的，我很肯定。"艾丽斯被比尔的傲慢激怒了，决定展示给他看。她细致地描述了海军军官对她的极大吸引力，这让比尔很恼火。艾丽斯描述了自己对于海军军官的性爱幻想，虽然他们从来没见过，但是，那位军官有着非凡的魅力，如果他要求，艾丽斯愿意放弃一切跟他走。她还说，有一天她和比尔在做爱的时候，那位海军军官出现在她的大脑里，那次她有了从未有过的激情。

　　妻子的坦白让比尔很不安，在整部电影的其他部分比尔都在试图对这种背叛进行报复，以此来恢复他破碎世界的秩序。让我吃惊的是，妻子的性幻想就像真实的出轨一样让比尔生气。

　　很多前来寻求心理咨询的已婚人士，都和比尔大同小异。比尔的安全感不仅仅是基于妻子做了什么，还有她想了什么。妻子的性幻想是她自由和独立性的标志，这让丈夫恐慌。第三者的出现代表着其他的可能性，这让人更自由。心理学家劳拉·基普尼斯（Laura Kipnis）说："有什么比爱人的自由更让人焦虑的吗？这意味着他可以不爱你，停止爱你而喜欢上别人，或者变成一个和那个发誓与你天长地久的人不一样的人。"如果她会想别人，那么她也可能会爱别人，这正是比尔们不能容忍的。

爱情保卫战

　　爱情总是面临着第三者的威胁，即使是最具掌控性的伴侣关系也不能消除对第三者的疑虑。

　　很多人会经常对自己的伴侣这样说："你和那个人聊了好久，在聊什么呀？""你在电脑上很长时间，都是在忙工作吗？""你去哪儿了？""谁在啊？""想我吗？"……

　　这些问题，至少是处于亲密和侵犯隐私的界限上，甚至根本就是对他人的粗暴干涉。然而，我们会说，我们这么问是因为我们关心对方，但实际上这常常是因为我们在害怕。

　　我们设定了种种约束规则，希望爱人会遵守，以求通过这种方式

"拴住"自己的爱人，试图以此保证配偶对自己的忠诚。欲望是无法驯服的，但行为是有理智的，行为更容易控制。所以我们规定，爱人不能和异性朋友关系太亲近，也不能和异性同事半夜一起去看电影，除非有别人在场；不能去酒吧，除了告别单身的那场派对；不能有男性舞伴，甚至不能穿太性感的衣服；不能深情地忆起前男友或前女友，如果他们路过你所在的城市，也不能去见他们……

　　但这些禁令，为夫妻双方都带来了太多的焦虑，让每个人都活得更累，往往也会更加虚伪。此外，在这种焦虑下，我们往往会采用更为粗暴的控制方式：窥探。我们检查爱人的信用卡账单，查看网上的浏览记录，查看汽车油箱油量，偷看爱人的手机，试图从中寻找各种"爱人涉嫌出轨"的蛛丝马迹。但所有这些都不是根本的解决方案。无论询问、禁令还是所谓的证据，都无法缓和我们对爱人的自由的恐惧，我们害怕爱人可能会喜欢别人。

　　当一夫一妻制不再是双方的自愿选择，而是每个人都被强迫遵守的规则时，问题就出现了。过分地监视爱人可能会导致被斯蒂芬·米切尔称作"挑衅行为"的现象出现。当第三者的存在被完全否定时，有些人便决定私下里行动，如婚外恋、网上恋情、脱衣舞酒吧、出差时的一夜情等，都是常见的越轨行为，人们通过这些行为来与束缚太紧的感情保持心理距离。被放逐到其他地方，只允许在婚姻之外存在，这就是第三者所处的位置。

不可跨越的禁区

每个人都需要有隐私，这是我们都知道的原则，但在实践中，这个问题就有点棘手。心理学家珍妮特·利伯斯坦（Jane Ribstein）指出："我们不妨营造伙伴式的、浪漫的婚姻氛围，这要比单纯、刻板的伴侣关系，能更好地代表双方的亲密关系。"换言之，夫妻双方的重点是建立亲密关系，而不是保持各自的独立性。事实上，有不少夫妻伴侣特别注重两人的亲密感，最终给人这种感觉：他们各自的愿望变得不再合法，战无不胜的"我们"取代了"我"。

尼夫觉得女朋友睡觉太早了，他很郁闷。"她是一名舞蹈演员，每天 9 点钟就睡觉了。那么早我睡不着，就只能一直躺在床上。"我问他："女朋友睡觉之后，你有和朋友出去玩吗？"他惊讶地看着我："我能这么做吗？"尼夫从来没想过自己可以那么做，甚至都没有产生过那样的想法。

莱拉和马里奥一直是舞伴。后来，莱拉开始和安吉拉约会，安吉拉肢体不灵活，也无法忍受嘈杂的音乐，莱拉再和马里奥跳舞就会觉得很不舒服，她不想伤害安吉拉。

我们头脑中理想的爱情是将孤单的两人合为一体，当需要独立性时，我们可能感觉很别扭，特别是在表达个人的愿望时更是如此。即使是那些充分给予彼此空间的伴侣，他们会分开旅行、晚上可能不回家、可以有异性密友，但他们也还是会坚持性爱的忠贞。这里我谈论的不是婚外性行为，我是在主张伴侣之间应该在性爱方面更自由：有自己的幻想、回应彼此、当两人突然产生欲望时十分开心。在工作中，我倡导前来咨询的夫妻伴侣们去享受这种突发的欲望。

诱惑无处不在

概括而言，心理咨询师的工作是改变人们的认知和信念。我们经常引导咨询者反思，究竟什么是正常的、可以被接受的，什么是自己真正期望的。然而，在性爱边界的问题上，心理咨询师的做法反映了主流文化。他们普遍认为，一夫一妻制是一种规范，夫妻之间对性的忠诚是必须的；非一夫一妻制，甚至是双方自愿的非一夫一妻制，都是可疑的，这意味着双方缺乏承诺或害怕亲密，最终会损害夫妻关系。

我的一位同事坚定地说："开放的婚姻是荒唐的。如果你认为自己能做到，那就太天真了。我们曾经尝试过，但完全是一场灾难。""也许的确如此，但是封闭的婚姻也难免不成为一场灾难。还有，一夫一妻制的理想有很多人都做不到，那这也算是天真的想法。而且出轨会让人非常痛苦。"我回应道。这位同事是一位极好的性心理咨询师，但她依然坚持要么全有、要么全无的性爱忠诚观。根据这种观点，情感承诺要求绝对的排他性，不容有瑕疵。

然而，我们生活的这个世界在这方面不能给我们什么帮助。在我们的消费文化中，我们永远想要最新款、最新版、最年轻的东西。如果这个无法实现，那我们至少需要更激烈、种类更多，刺激更大的东西。我们寻求即时的满足，越来越无法容忍任何挫折。没有谁鼓励我们要对现状满足，让我们觉得"这很好，足够了"。性是现代社会经济的一部分——有人甚至会说，性推动了经济的发展。衣服、汽车、鞋子、沐浴液、新的文身、翘臀等，都在我们有了这些性爱会更满足。我们被灌输这样的想法：性爱满足和个人幸福是相辅相成的。到处都充满了欢乐，像一个真正的宴会，我们都觉得自己有资格参与其中。这就难怪人们为什么会在婚姻中感到不满足了，因为在婚姻中各种各样的幻想遇到了阻碍。

不过，这不是不忠的理由，我也绝不打算为不忠的行为辩护。从夏娃被诱惑开始，诱惑就一直存在，但对诱惑的禁令也一直存在。天主教不仅善于教导我们避免诱惑，还教导我们如何为无法抗拒的诱惑而忏悔。当今社会发生变化的不是欲望，而是我们觉得自己有义务去追求那些欲望——至少当我们结婚之后，我们突然发现我们要放弃很多我们一直被鼓励追求的东西。面对这些，一夫一妻制势单力薄，就像一个男孩想用手指堵住崩溃的堤坝一样，它孤零零地防御着汹涌而至的诱惑。

主动"邀请"第三者

有些伴侣没有选择忽视禁忌的诱惑，相反，他们主动"邀请"它进来，进而颠覆它的力量。"我从来不希望他对我不忠，但是我知道那是可能的，这会让我更喜欢他。""骗自己说这个世界上没有更英俊的男人，这并不会让我感觉更安全，也不会让伴侣之间更忠诚。""我女朋友很漂亮，许多男人在追求她。她轻描淡写地拒绝那些男人的方式让我感觉特别好。她那么有魅力。"这些伴侣双方都能坦然分享彼此的性幻想，一起分享欲望、回想过去。他们会承认某个送货员很帅，或者邻居的妻子很漂亮。

萨琳娜和马克斯允许对方和别人调情，但是绝对不能和别人做爱。"我们都非常喜欢别人关注自己。有人追我的时候我的自尊心会膨胀，特别是我现在都生过一个孩子了。那如果有人喜欢马克斯呢？哦，我觉得自己好像带了舞会之王回家。"马克斯和萨琳娜喜欢玩占有欲的游戏，但是两人都遵守既定的游戏规则。

艾尔莎开会回家之后，杰拉德总是想知道她白天遇到了谁。他会问："有没有吸引你的？你告诉他你有一位超棒的丈夫了吧？你在提到我的时候，有没有在和别人调情？"

温迪一直知道金发姑娘是乔治的软肋，因此，上周四她决定当一天金发女郎。那天她戴上金色的假发，穿上风衣，没有事先告诉乔治就出现在他工作的建筑工地上。乔治说："好极了，那些人都以为我有外遇了。"温迪笑着回答说："就让那些家伙妒忌去吧。"

这些伴侣都以自己的方式承认了第三者的可能性，也就是承认爱人有他／她自己的性欲，他／她会充满幻想和欲望，而这些欲望不一定和我们有关。在一段感情中，当我们认可彼此的自由，我们就不会倾向于在外面寻找这种自由。从这个意义上说，"邀请"第三者进入我们的关系，是在努力抑制第三者的不稳定性，而把第三者的吸引力囊括到我们的感情中。第三者不再是一种阴影，而是一种真实存在，是一个可以公开讨论、开玩笑、一起玩的东西。当我们可以安全地说出真相时，我们就不会倾向于保守秘密。

承认第三者的存在并不会抑制伴侣之间的性爱，相反，它会为两人的性爱增加调味品，至少它提醒我们，爱人不是我们的所有物，我们不应该把一切看作理所当然。正是在这种不确定中埋藏着欲望的种子。此外，当我们拉开心理距离的时候，我们也可以从陌生人的角度去观察爱人，避免因为习惯而变得麻木。最后，拒绝其他求爱者帮助我们重新确定自己的选择：他就是我想要的人。我们承认自己对第三者的欲望，但是不会放任它；我们与别人调情，但是会保持安全的距离。也许这是另一种看待成熟的方式：不是毫无激情的爱，而是在爱情中知道自己选择什么、放弃什么。

在没有婚外性行为的感情中，"邀请"第三者进入伴侣双方的私密世界有很多方法。对于大多数人来说，一提到性开放，他们的脑海中就亮起了红灯。在伴侣关系中很少有其他事情能比第三者更容易激起人们的强烈警惕，乃至敌意。如果她爱上了他呢？如果他永远不回来了怎么办？他可以爱一个人，但同时可以自由地和别人做爱，这种想法让我们不寒而栗。我们担心，违反了一个限制可能会导致违反所有的限制。我们想象出混乱的景象：滥交、放荡、淫乱。要抵御这种倾向，固守夫妻的界限是唯一的办法，它让我们免于冲动，它是我们面对难以拘束的欲望时能采取的最有效的方法。

亚当·菲利普斯指出："一夫一妻制是一种道德关系，我们通过这个锁孔观察我们的需求。"在讨论夫妻同意的婚外性行为时，一系列棘手的问题跳了出来：感情一定会使人远离出轨吗？我们可以同时爱不止一个人吗？性只是性吗？男人是不是比女人更容易出轨？这些问题可能是最常出现的问题，此外还有一些其他的问题：嫉妒是因为爱，还是因为不安全感？为什么我们愿意分享朋友，却要求爱人专一？我不会吹嘘自己能给出这些问题的答案，但是，我相信如果我们能够认真思考这些问题，会受益良多。

即使是我们最根深蒂固的性观念也是可以改变的。我们曾经否定婚前性行为和同性恋，而如今这些已经或多或少地为大部分人所接受。近年来，一些年轻男女组成的小团体已经开始进行"开放式亲密关系"的宣传和实践，反对一夫一妻制理念的极端化。我认识一对夫妻，他们是这样理解的。

琼斯和宏格说，他们有两种性爱：一种是因为爱，一种是因为乐趣。后一种只会出现在他们每年去参加拉斯维加斯的狂欢盛会的时候。他们告诉我，这对他们的性生活，以及他们的感情有很大的作用。虽然他们可能排斥婚姻，他们却是理想婚姻的代表。他们并没有质疑婚姻制度，相反，他们在保护婚姻，也非常看重在一起的时光。他们坚持身体的忠诚，他们通过把不忠的威胁引入到两人的感情中的方式，保证了身体的忠诚。正如人类学家凯瑟琳·弗兰克所言："发生在拉斯维加斯的事，就让它留在拉斯维加斯。"

埃里克和贾克森是"开放式亲密关系"的实践者。在一起的 10 年里，他们一直清楚地区分了感情的忠诚和性专一之间的区别。"从一开始，我们就谈论与他人的性爱。我们很开放。我们认为，真正忠诚的是情感，婚外性爱不会损害我们的感情。我想，你可以说我们是感情上的一夫一妻制，但在身体上则不是。"

另一对恋人奥林比詹娜大 16 岁。奥林说："我知道性很重要，但只是对于我来说不重要了。我年纪越大，就越不在乎性。"而詹娜觉得自己处于性爱的巅峰阶段，不希望早早就开始没有性的生活。奥林同意詹娜可以到外地去和别人做爱，只要詹娜在激情之后能够回到家即可——她可以自己想办法满足自己的性欲。当我问奥林，这种安排有没有让他产生不安全感时，他回答说："当然有。但是我觉得，比起詹娜偶尔和别人做爱，让她完全放弃性生活对我们的感情将会是更大的威胁。我不会对她说'你的身体属于我，不论我想不想和你做爱'，而是会帮助她另想办法，来解决性爱的问题。"换言之，奥林与詹娜夫妇选择重新定义忠诚。

一夫一妻制设置了外部的禁令，但几乎没有夫妻之间的约定。最终，如果欲望消退，一夫一妻制很容易滑向独身主义。当这种情况发生时，忠诚就变成了缺点而不是优点。我们再来看这样一个真实的故事。

在玛格丽特和她的丈夫伊恩在一起的 25 年里，他们有过非常亲密的时候，也各自有过婚外情。伊恩谈到了发现玛格丽特的不忠时他内心的痛苦："当我发现玛格丽特出轨时，我身心都非常痛苦。我花了几个月的时间才意识到我在嫉妒，不是嫉妒她的情人，而是在嫉妒她。那时候我一直在拒绝其他女人。当她结束婚外恋后，我们进行了长谈。我们决定还在一起，但是在性爱上采取开放的态度。"玛格丽特补充说："我们在试着找出有效的办法，这对我们有效，对别人可能就没有用。"我问她，开放婚姻有没有让她觉得痛苦。她回答我："有时候会，有时候不会。但是一夫一妻制——我们从没有探讨过这个问题——也有痛苦。"

怀疑论者会嘲笑这样的安排，并质疑这些伴侣之间的感情："我从来没有见过持久的开放婚姻。""尝试一下，然后肯定会回来的。""这是自私的。""你在玩火，肯定会有人受伤。"

然而，根据我的访谈经验，那些谈论性爱边界的伴侣，比如上面提到的几对，他们之间的感情并不比其他的伴侣差。正是因为他们希望感情更稳固，才会去探索保持长期感情的其他方法。他们并没有把第三者从婚姻中驱逐出去，而是为第三者发放了进入许可。

对这些伴侣来说，忠诚不是由身体来定义的，而是由他们的感情力量，这种界限不是身体上的，而是情感上的。爱人的首要地位仍然是最重要的。他们把感情的忠诚作为一个必要条件，因此他们在性方面做出了各种让步。他们不是完全的享乐主义者，这种关系有着明确的界限，而且两人会根据需要不定期去商定这些界限。曾经向我咨询的玛格丽特和伊恩强调，他们的安排是明确而灵活的。"我们有我们的规则——

不要有婚外恋情，不要在这个城市和其他人做爱，不要和两人都认识的朋友做爱，只要我们遵守这些规定，情况就还好。如果我们需要重新拟定，我们会一起坐下来谈。"

我注意到，虽然很多人对忠诚有着新的定义，但他们也面临着不忠的问题。信任是所有感情的关键，那些允许第三者进入到感情中的伴侣也不例外。不忠可能是因为违反了协定，背叛了爱人的信任。虽然不同的伴侣，相互之间的规则可能不同，但都会有一些决不能被打破的规则。在这一点上，那些较为开放的伴侣和坚持"绝对专一"的伴侣并没什么不同。

面对婚外恋所导致的离婚、再婚等一系列问题，我的一些朋友尝试了不同的解决办法。那些较为开放的伴侣，更重视双方享受性爱的自由，希望能够以他们的方式调和持久的感情与新奇的欲望之间的关系。用玛格丽特的话说："没有万能良方。"

第三者的存在是一个不争的事实，但如何处理这个问题得靠我们自己。我们可以选择恐惧、回避、进行道德谴责，也可以带着强大的好奇心和策略来面对。每个人的处理方式不同：道格隐瞒着自己的婚外情；电影里，比尔因为无法否定第三者的存在而挣扎；赛琳娜和马克斯允许性爱幻想，但是划定了界限；琼斯和宏格甚至允许对方偶尔"出轨"。

婚姻已成为一个爱情问题，而爱是一个选择的问题，选择就意味着放弃其他。但是，这并不意味着其他的都沉寂了，也不意味着为了保护自己免于诱惑，我们需要封闭自己的感官知觉。

承认第三者的存在，也承认了爱人性欲的独立性。也就是说，我们承认爱人的性欲不是独属于我们的。爱人不仅仅会对我们产生欲望，我们也不应该认为它理应在我们的管辖范围内。也许这在行动上是真实的，但在思想上肯定不是。我们越限制对方的自由，欲望就越难呼吸。

按照这个逻辑，你可以展开一段情感扩展的旅程。就像我知道你会看别人，但我不能完全理解你在看什么。我知道别人在看你，但不知道他们到底在看什么。突然间，你变得不那么熟悉了，消失的好奇心又出现了。你在我眼中又成为了一个谜，我有一点气馁，你到底是谁？我想要你。

接纳第三者的存在打开了一个广阔的性爱空间，在那里欲望的火苗不会熄灭，在那片广阔的空间里，我们可以被伴侣的差异性深深打动，并很快被深深地唤醒。

我想说的是，我们不是把一夫一妻制看作一个既定条件，而是作为一种选择。正因为如此，它是可以协商的。更重要的一点是，如果我们打算和一个灵魂共同度过 50 年的时光——我们想过 50 年结婚纪念日，那么不时检查一下两人的约定是一个不错的建议。不同的夫妻对第三者的接纳程度是不同的，但只要一点点，就可以帮助我们度过和她 / 他相伴一生的漫长时光，甚至可能为 21 世纪伴侣创造一种新的"爱的艺术"。

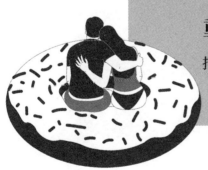

MATING
CAPTIVITY

第 11 章

重拾激情

把爱带回家

爱情从来不是自然死亡的。爱情的死亡是因为人们不知道如何补充养料……人需要勇气，才能让自己去到以前从未到过的地方……去测试自己的极限……去突破障碍。总有一天，紧闭在花蕾里的恐惧会比绽放的恐惧更令人痛苦。

——阿娜伊斯·宁（Anais Nin）

大多数人在内心深处都很愿意尝试固定伴侣关系之外的性爱，可是在爱人面前又表现得保守而寡欲，这种表里不一的虚伪与纠结让我感慨颇多。据我的许多咨询者自己说，婚内性爱缺乏兴奋和欲望，可是婚外的性幻想总是令他们兴奋，比如婚外恋、色情录像、网络性爱、性幻想。对于他们来说，即使这个家庭只有两个人，没有孩子，性爱也在构建家庭的过程中被忽视了。他们麻木了自己的情欲。然后，在固定的夫妻关系中，他们否定了自己的自由，否定了自由的想象力。他们走出家门，想象自己摆脱了婚姻关系的束缚。婚姻关系更能为人带来安全感，而冒险的激情在婚姻关系之外。所以，当媒体经常疯狂传播"有固定伴侣的人往往没有什么性生活"时，我不禁会想，他们的性生活其实可能很丰富，只不过不是和爱人一起。

在一段感情的初始阶段，激情可能发挥着巨大的推动作用，不过，也可能一开始就没有激情。无论以哪种方式，充满活力的激情都会慢

慢演变成更稳定、更踏实、更能管理的状态，即成熟的爱情。即使是催
化激情的化学物质也只能持续很短的时间。进化人类学家海伦·费舍尔
说，科学研究发现，浪漫的荷尔蒙混合物（多巴胺、去甲肾上腺素、苯
基乙胺）最多只能维持几年，就连常见的催产素——俗称"拥抱激素"，
都要比它们持续的时间长。成熟的爱情果实包括：相伴、深深的尊重、
相互扶持、关心，这些激情消失之后的东西被许多人看作是一场公平交
易。如果说，原来吸引力和欲望是感情中的核心演员，那么现在它们退
到了幕后，为更重要的主角让路：两人共同打造生活。

很明显，在我们对婚姻的想象中欲望是缺席的。当然，配偶之间是
可以有性生活的，特别是在现代社会，他们应该享受性爱。性爱仅仅是
为了孕育后代的理论已经过时。但爱情和激情是不一样的，恋人之间的
激情往往在婚后就终止了。尽管媒体告诉我们，结婚之后可以继续享受
无拘无束的性爱，但依然存在着许多反对婚内性爱享乐主义的主张。是
不是有这种可能：因为我们不相信可以在婚后享受激情四射的性爱，所
以才会出现那么多告诉我们该怎么做到这一点的"专家建议"？更重要
的一点是，我们内心深处，是不是觉得婚后性爱就应该是缺乏激情的？
我们是不是觉得，不管婚前的性爱有多么放荡，婚后生活却终究不能容
许尽情地释放欲望？

正如我们愿意相信的，如果婚姻是因为爱情，那么婚后性爱则是一
个爱的宣言。它一定是有意义的。但是，性爱心理咨询师达格玛·奥康
纳（Dagmar O'Connor）说："有人认为，婚后的性爱一定要'有意义'，
每次我们和爱人爬到床上的时候，必须始终是在表达爱情——最好是终
生相守的爱情。这真是一个令人难以置信的负担！它消除了由其他的情
绪和感官刺激的性爱，比如玩闹的性爱、生气的性爱、'盲目'的性爱，

还有'淘气'的性爱。那种观点缩减了性爱的可能性，毕竟，谁会常常想到'终生相守的爱情'呢？特别是在晚上 11 点的时候。"

我们被教导说，婚姻是有关承诺、安全、舒适和家人的；婚姻是很严肃的，要负责任，有目标；婚姻是我们需要的全部，也是我们全部要做的事情。玩乐和它的玩伴（危险、诱惑、顽皮、侵略性）被排斥在婚姻的家园之外，任其自生自灭。

在性爱心理咨询领域中，许多人认为感情初期时浪漫的激情是一种暂时的疯狂，在漫长的感情发展中会逐渐消失。一些医学专业人士把那些渴望性冒险的行为——调情、过度迷恋、与以前的恋人保持联系，或者穿着异性服装等都看作是幼稚的幻想，或是对建立长期稳定感情的恐惧。这些人青睐的爱情模式是亲密合作式的。这种亲密合作式的感情关系有着强大的合作与交流能力，却缺乏性爱激情和趣味性。然而，对培养性欲来说，缺乏激情的友伴关系可不是一个良好的生态。

收到订婚戒指那一天

杰奎琳和菲利普正在试图重新燃起曾经有过的欲望火花。他们结婚10 年了，现在他们终于摆脱了养育孩子的压力。今年秋天，他们最小的儿子开始上幼儿园，生活把宁静和秩序还给了他们。而同时，在过去的一年，他们的许多朋友都离婚了。"那些常常和我们出去玩的夫妇们，结婚的时间和我们差不多，但他们放弃了。"菲利普告诉我，"这让我想到我看重的东西，让我直面我婚姻中的致命问题。"

"这个致命问题是什么？"

"性。"他回答说。

"欺骗。"杰奎琳说。

他们相遇时，菲利普觉得杰奎琳喜欢自己真是一件幸运的事情。"杰奎琳聪明、漂亮、性感。我简直不敢相信她会对我感兴趣。我特别喜欢她，我全身心地爱着她。我们那段时间的性爱非常棒，直到我向她求婚。"他回忆说。

"她答应求婚之后发生了什么事吗？"我问他。

"什么事都没有发生，但当我们戴上戒指的时候有些事情发生了变化。当时我没有意识到，但现在我非常清楚地意识到是从那时开始发生的变化。组建一个家庭让我很快就没有什么欲望了，但我没有告诉她。相反，我甚至试图让自己相信，什么改变都没有发生。但是，很快我发现我对她没有欲望了。后来，每次她离开我们那个城市，或者整晚不在家的时候，我都会到酒吧鬼混。"

在婚后的 8 年里，菲利普多次出轨，有一些被杰奎琳发现了，有一些没有。出轨重复发生，哪怕解决一次出轨，下一次还会发生。菲利普对出轨感到羞耻，他厌恶自己，开始忏悔。他觉得他绝对不应该伤害杰奎琳，并发誓一定会改变。有一段时间，他会表现出他是一个正直的人，扮演一个体贴的好丈夫，杰奎琳会原谅他。之后他又会变得焦躁不安，想办法发泄欲望。在这些年里，他们生下了两个儿子，杰奎琳写完了她的第一部小说，菲利普进入一所大学任职，他们也搬到了纽约。所有这些事情使他们不断推迟处理出轨问题的时间。但是，最近推动他们解决问题的是，杰奎琳觉得菲利普出轨太多次了。

为了了解菲利普的性欲，我试图去了解菲利普的父母。菲利普父母的婚姻关系很复杂，处在"安全"的家庭生活与"危险"的婚外欲望之间，他们的经历在今天看来依然可谓惊世骇俗。菲利普的母亲养育了五个孩子，而他的父亲则有着很多次婚外情。菲利普的父亲并没有努力掩饰自己的出轨，而且，就连菲利普的祖父，也对此事睁一只眼闭一只眼。

"我的父亲实际上是一个很讨人喜欢的人，但也非常自私，他出轨的时候都没有过多考虑我们的感受，至少没有考虑我母亲的感受。"菲利普告诉我，他的母亲对自己丈夫的不忠感到非常痛苦，但她也很实际，她没有忘记自己还要抚养五个孩子。"她从来没有对我们这几个孩子谈论过自己的心事，但我们都知道，不仅我们需要她，她也非常依赖我们，我们都是妈妈的精神支柱。"

为了不让母亲失望，菲利普尽可能表现得和父亲截然不同，表现得像个"无性人"。"我有着强烈的道德感，"菲利普懊丧地说，"表面上我很好，是和女孩子去逛街的理想对象，因为她们知道她们可以信任我，我不会占她们便宜，但是内心里，我恨那样的自己。"十几岁的时候，菲利普偷偷地着迷于色情录像，但内心却对此充满纠结。当他长大成人之后，他也会与女人做爱，会选择和旅行时认识的女人一夜情。"不知怎么的，这些严格的道德规则反而让我更想违反它。"对于菲利普而言，违反世俗道德是刺激他"性福"的关键，在那里，性爱、物化、侵略欲合为一体。具有讽刺意味的是，菲利普觉得自己把欲望发泄到婚姻之外能够保护杰奎琳免受由他的欲望带来的危险。

不用说，杰奎琳为他们的性生活缺乏激情感到非常不安。她从来没有对自己的吸引力感到非常自信过，却一直被菲利普的吸引力所折服。当菲利普对她的兴趣减少的时候，她以为他只是失去了兴致，并认为这是很自然的。杰奎琳从小和一个进出精神病院的哥哥一起长大，她习惯了让自己的欲求降到最低限度。她从来都不会要求什么，别人给什么她就接受什么。

菲利普会去婚姻之外寻求别人的肯定，但是杰奎琳对自己的评价完全依赖于她对菲利普的吸引力。杰奎琳评价自己吸引力的方式和许多女人一样，就是把对男人的吸引力作为自己性爱魅力的指标。在一开始，当菲利普为她痴狂的时候，她心花怒放。她觉得自己没有问题，也变得开放、大胆、性感、有欲望。而今天，她延续了小时候的习惯，因为害怕别人的拒绝，所以干脆就不提出自己的要求。而当她鼓足勇气前进一步时，菲利普就感到很有压力，觉得自己必须做出回应，与杰奎琳做爱。"当杰奎琳主动靠近我的时候，我身体都僵硬了。"菲利普坦诚地说。"这又加剧了杰奎琳的不安全感。"我补充道。

可以说，男性的欲望处于两个极端之间：既希望爱人主动提出要求，证明自己的魅力，又不喜欢由爱人主动发起性爱，因为被动的地位让他们觉得自己不够有男人气概。曾作为母亲的小小保护者，菲利普对自己的力量是怀疑的，对女人主动的厌恶也从童年蔓延到成年。于是，他把杰奎琳的主动接近看作是提要求，而非诱人的邀请。

菲利普为自己不能对妻子有更强一些的欲望而感到内疚。当我请他想象一个关于杰奎琳的性爱画面时，他描述了他们在日落时接吻的画面。他说，现在他很难用一种充满激情和情欲的方式去想象杰奎琳。他坦白地告诉她："我只是没办法把你看作是一个性感女人，我感觉很糟糕，但这就是事实。"菲利普渴望和杰奎琳在一起时的激情，但是他内心的斗争让他无法对杰奎琳产生欲望。他厌恶自己在神圣的婚姻殿堂里却很难对妻子有欲望。他喜欢把做爱对象物化的性爱，而这让他感到羞耻。在他看来，爱情不是肆意挥洒欲望的地方。

可以将妻子物化吗？

许多前来咨询的人都说自己害怕对长期生活的伴侣表达出过于强烈的性兴奋，不只菲利普一个人会用体面的托词来掩盖对爱人缺乏欲望的事实，你可能经常听到这样的话："我无法想象他对我说我想听的话。他会觉得自己的妻子着魔了。""我甚至不愿意去想，更不用说讲出来，在我们相识之前我喜欢怎样的性爱。""我不能对我的妻子这样做。"总之，他们的婚内性爱被包裹在一个名为"得体"的面纱里。

菲利普告诉我，他喜欢的那些东西杰奎琳不喜欢，我问他："那些东西到底指的是什么？"我觉得他肯定要说一长串东西，结果惊讶地发现，他说的东西都属于基本的性幻想。"我不喜欢那些细节的东西，我喜欢赤裸裸的东西。我喜欢性爱玩具、情趣内衣、色情录像，以及有画面感的对话。也就是说，我喜欢直接而诚实的性爱。"

"结婚之前，这些你和杰奎琳都喜欢吗？"我问。

"是啊。"他耸耸肩。

"现在杰奎琳不喜欢了？或者你觉得她不会喜欢了？我不觉得杰奎琳有很多改变。不过我想知道，在多大程度上你觉得这些事情不能和妻子一起做。你似乎觉得，物化自己的爱人是不应该的。"

"你觉得对妻子做这些是可以的？"他问。

"我想说的是，那不一定是错的。要知道，很多情侣会尝试在性爱中把对方物化，这样会让熟悉的人产生陌生感。人们常常批评这种做法，认为这不是亲密的表现。但是我觉得，这反而是另一种亲密，因为要进行那样的性爱游戏，你必须非常信任对方。"

出于心理和文化上的原因，我们将情欲隔离。任何爱情都包含着对恋人的依赖。依赖是感情的一个重要组成部分，但同时，依赖也可能会让人感到空前的焦虑，因为它意味着爱人会对我们有极大的影响力。这是爱的力量，但也让我们缺乏安全感。我们害怕爱人的批评、拒绝，害怕失去爱人，这深深地根植于我们的感情中。性爱的拒绝尤其让人受伤。因此，当面对我们很依赖的爱人，而爱人又对我们有着极大的影响力时，我们害怕做出性爱方面的冒险和尝试。我们宁愿束缚自己，与其冒着受伤的风险，还不如让性爱保持在平和、可控，甚至是枯燥的状态。毫无疑问，我们中的一些人只有在情感风险较低的时候——当我们不那么爱，或者更重要的是，当我们不那么害怕失去爱的时候，才会自由地投身于危险与冒险的性爱活动中去。心理咨询师斯蒂芬·米切尔说："不是因为随着时间的推移，人变得不浪漫了，而是因为它的风险越来越高了。"

杰奎琳一直在认真地听，这时终于轮到她说话了："我觉得你们讲了很多关于激烈的欲望的话题，但和我一起的时候他就像一个 12 岁的男孩儿一样，不像一个男人。我很难对一个男孩产生欲望。他为什么要出轨去追求性爱刺激呢？也许我可以买个假发和他去酒吧。"她开玩笑说。

"这也是一个好主意啊。"我回答说。

与伴侣匿名交谈

菲利普把他的性爱划分为两种，一种是和妻子有感情的性爱，另外一种是和陌生人火辣的性爱，而这阻碍了菲利普和杰奎琳获得更多的婚内性爱快感，他们受到了限制。但菲利普不应承担全部的过错，杰奎琳完全根据菲利普的看法来判断自己的性爱魅力，这也是不明智的。我建议她，一定要把主动权拿回自己手中，不要只依赖菲利普。

"杰奎琳，你上次和男人调情是什么时候？"我问她，"你可以更多地注意其他男人，这样菲利普的看法不再是唯一的评判标准。"菲利普的脸抽搐了一下。

"我能插句话吗？"他说。

"别担心，我不是建议杰奎琳以牙还牙。"我安慰他，"但是，你的妻子是一个非常有吸引力的女人，如果你无法看到，那让她听听其他人的看法不好吗？"

沿着这个思路，我建议他们分别创建一个新的邮箱，只留给两人之间进行性爱交流，交流他们的想法、记忆、幻想、诱惑。我告诉他们，这种通信不是要交流他们关系中的问题，而是一个游戏和调情的空间。我希望网络能够触发他们的好奇心，带来一种阴谋的感觉，还有一种有益的 焦虑感。写比说有诸多优势：你可以尽情地写，有足够的时间想好怎么回应，而且可以写出自己无法口头表达的东西。它给人一种内置的距离感，我希望这有助于他们扫清障碍。

到情人节的时候，杰奎琳开始放松自己，去尝试诱惑的艺术。她顽皮而大胆，这不仅体现在她和菲利普的电子邮件往来中，也体现在她和其他男人的相处中。几个月后，她告诉我："你催促我关注菲利普之外的男人，从那里获得新的自我评价，这对我非常有帮助。"她开始和她的男性朋友相处，和他们去音乐会和画廊。她变得更娇媚。"这没有什么大不了的，但能再次走出来，去和丈夫之外的男人聊天，并且知道他们喜欢我的陪伴，这很有趣。现在，菲利普的每一个字、每一个眼神都不再是我生命中最重要的事情。"

　　杰奎琳获得了新的自信，这让菲利普有点紧张，但这是一件好事。杰奎琳写信的风格让他觉得有趣，他惊讶地发现，杰奎琳拥有她自己的一套性爱词汇，这一切使她变得性感。菲利普从平淡的性爱中走出来，他开始以新的眼光看待两人的性爱。在假装匿名的邮件里，菲利普可以把杰奎琳物化，把她变成性爱的对象。"我会对她说一些以前我觉得自己一定不会说的东西，我觉得她会厌恶，但其实没有。她没有我想象的那么脆弱。"菲利普承认道，"我意识到我将很多看法强加到她身上，事实上那是我自己的看法，或者是我成长的家庭里的看法。"

　　"我不明白你为什么觉得你出去鬼混是在照顾我，虽然我知道在你的大脑里，你觉得很有道理。"杰奎琳对菲利普说，"这对我来说不好，但是我理解你。不过，你总是轻易地就和其他女人在一起，我一直为此感到惊讶。就像你是故意这么做，然后跑到妈妈那里接受惩罚。如果你要重演你的家庭剧，我不感兴趣。我会先离开你，你知道的。"然后，杰奎琳告诉我："当我知道自己有力量离开他时，这反倒帮助我做出了不离开他的决定。我有了更多的自由。现在我可以更大胆地开始一场性爱，我很喜欢这样。我喜欢很多不同的东西，我更喜欢温柔的性爱，但有时候激烈一点也挺好的。"

　　我对菲利普和杰奎琳的心理咨询服务断断续续地持续了好几年。现在，菲利普已经不再出轨了，以前他坚信婚姻中不存在激情的性爱，但现在他通过各种方式慢慢转变了看法。现在他既是一个充满欲望的男人，也是一个对妻子忠诚的男人，他摆脱了家族里持续了至少三代的婚姻模式。在过去，色情录像是菲利普的一个避风港，在那里欲望能得到即时满足。屏幕上的女人不会反抗，也不需要他付出努力。因此，欲求和得到之间的紧张关系不复存在，菲利普也完全不必去调和爱情中的欲望。慢慢地，菲利普迷失的欲望又回到了家中，他可以和妻子享受更多的性爱。

菲利普和杰奎琳未来面对的挑战是，如何持续地把性注入婚姻，在他们的亲密生活中，去体验小小的越轨、新鲜的刺激，还有浪漫的幻想。著名心理分析师亚当·菲利普斯在《一夫一妻制》这本书中强调了这一点：

> "如果说禁忌是令人兴奋的，如果说欲望本质上就是容易越轨的，那么，那些有固定伴侣的人是富有的，他们不得不去找寻他们所短缺的东西，去让自己变得足够贫乏。换句话说，他们得花力气去让太容易获得的东西变得有趣。"

你会渴望已经拥有的东西吗？

英国文豪奥斯卡·王尔德写道："在这个世界上只有两种悲剧，第一种是得到自己想要的东西，第二种是得不到自己想要的东西。"当我们的愿望落空，我们会感到失望。当没有成功加薪、没有被大学录取、试镜被拒绝……我们会感到沮丧。当我们欲望的对象是一个人，她的拒绝让我们感到孤独、自卑，觉得对方不爱自己，甚至觉得自己不值得被爱。但是，欲望的满足也会带来一种损失，得到我们想要的东西的同时也消解了我们急切的欲望。我们没有了甜美的渴望、精心安排的追求策略，以及令人兴奋的幻想，所有渴望与追求的活动和能量在得到的那一刻都远去了。试着想想，上一次你特别想要并且得到的东西是什么？现在，它是你的了，你可以享受它，你可能会喜欢它，但你仍然那么渴望它吗？你还记得一开始你是多么渴望它吗？另一位作家盖尔·戈德温则写道："渴望永远比真正得到更能引发激情。"

人真的很难渴望自己已经拥有的东西吗？收益递减规律告诉我们，频率增加会导致满意度下降。一件产品你用得越多，你的满意度会随着每一次使用而下降。当你第十五次去巴黎的时候，和第一次的感觉肯定是不同的。但幸运的是，这个逻辑并不适用于爱情，因为上述理论是基于我们可以拥有一件物品这个事实，就像我们可以拥有一台数码播放器或一双新的名牌高跟鞋一样。

我的朋友简说："也许我只是想要我得不到的东西。"我回答她说："是什么让你觉得，你可以拥有你的丈夫？"有人会产生对爱情的错觉，认为爱人是自己的所有物。但实际上，他们的独立性是绝对的，我们永远无法掌握爱人的神秘。只要我们开始承认这一点，欲望的持续就变成了可能。所有威胁到现状的事情——婚外情、迷恋、长时间不在家，甚至是夫妻打架，这些都很容易点燃爱侣的欲望，这种现象令人惊讶。要让人重新喜欢一双旧鞋子，最好的办法是让她意识到有失去它的危险。

与"收益递减规律"相对的一条规律是，当人持续地投入到一件事情中时，满意度会增加。你做一件事情越多，得到的越好，你就越享受。每周都练习网球的选手会认同这种观点，频率的增加会带来正面影响。对他们来说，自己打球的身姿变得越来越美——练习越多，技能就越高；技能越高，越自信；越自信，就愿意承担更多的风险；风险越高，就越令人兴奋。

当然，所有这些都需要我们付出努力，并遵守规则。它不仅需要一时兴起，还需要耐心和持续的关注。网球选手凭直觉知道，技能的提升很少是线性的，很可能会遇到平台期或者增长放缓的时候，但最终的回报是值得的。

不幸的是，我们常常把努力和劳作联系起来，把规则和痛苦联系起来，其实我们可以用不同的眼光来看待努力。努力可以是创造性的、自我肯定的，它可以激发更多的活力，而不是带着骨子里的疲惫。如果我们想让性生活变得充实，那么我们就需要用这种巧妙的方式来努力。

"自发性"的神话

关于性，许多人都坚定地认为性是即时的融合，非常简单，那种皮肤的接触是完美的。好的性爱应该是简单的、没有压力、无拘无束的，无论你有没有过这种体验。经常伴随这种观点出现的是自发性神话。每当我办公室的男男女女们谈论他们心中令人兴奋的、迫不及待的、真正的性爱时，都会使用"自发性"这个词，就像一句咒语。他们热情地相信，真正性感的性爱应该是一时冲动的。

我们倾向于认为，性源于一种冲动或倾向，这种冲动或倾向是自然的、自发的、天真的。我们讲述着自己完全投入其中的感觉："我无法抗拒……我的血管里都涌动着那种冲动……比我们两人加在一起还要庞大……我完全投入其中。"我们坚信性爱是自然发生、迅速膨胀的，这使得我们不愿花时间相互"诱惑"，不愿进行前戏。我们认为那太费时间，需要太多的努力；而且，最重要的是，那太刻意了。许多人认为，刻意地追求性爱是有问题的。那会威胁到我们的信念，我们相信，性爱仅仅受魔法和化学激素的影响。因为我们相信性爱必须是自发的，所以我们不愿有意识地去追求性爱、掌控自己的欲望、有意识地表达欲望。性爱是自然发生的，不需要人去索取它。具有讽刺意味的是，在这个充满诱惑的社会，有意识地追求性却被视作是原始而粗鲁的，是令人难堪的，仿佛我们在做一些不得体的事情时被抓到了。

当前来求助的人怀念原来自发的性爱时，我会提醒他们，即使是在一开始，自发性也只是一个神话。你觉得当时"立刻"就发生的事情实际上是因为两人几小时的相处，甚至可能是几天的准备：穿什么衣服，谈什么，在哪家餐厅，听什么音乐……这是有着详细而充满想象力的规划，是它们促成了性爱的"自然"发生。

因此，我希望我的咨询者不要坚持性爱的自发性。自发性是一个神话般的想法，其实在一段感情中，"立刻"就发生的事情是需要前期准备的，我们要通过安排来实现。伴侣之间的性爱是有准备的性爱。"我无法抗拒"需要变成"我不想抗拒"，"我们就那样自然而然地拥抱对方"要变成"我想拥抱你"，"我们自然地想做爱"要变成"我们今晚能做爱吗"。我的目标是，帮助人们把性爱视作生活中乐意承认并热情接受的一部分，愿意全身心投入。

性爱需要提前"规划"，接受这个观念是许多婚后人士都需要跨越的一道坎。他们常常把"规划"和"安排"联系起来，而"安排"又和"工作"相关，"工作"又涉及"责任"，通常，性爱心理咨询师需要帮助他们拆分这些概念。

加入主动意向

多米尼克和拉乌尔向我抱怨他们平淡无奇的性生活。在恋情初始的时候，那会拉乌尔还住在迈阿密，距离使他们的性爱不会变成例行公事。他们无比期待周末时间，性爱从来都不乏味。但现在，他们生活在一起，会把空闲时间花费在家务和杂事上。我不禁注意到他们对那些琐事投入了极大的注意力，而对性爱投入的精力极少，二者之间差异显著，就好像性爱遵循着另一套规则一样。

"衣服不会自动洗掉，你知道的。"多米尼克说。

"那性会自己来吗？"我问。

多米尼克假装不明白我所说的性爱中的意向性，"你要我把它放在我的黑莓手机的日程表上？标上星期四晚上十点钟？这样似乎太可悲了。"他说。

"如果你不希望性爱变成你的待办事项表上的一个条目，那就不要用那样的态度来对待它。"我回答他，"我不是说要安排性爱的时间，我是说，要创建一个留给欲望的空间，而这是需要时间的。在这个预留空间中发生的事情是开放式的，但是这个空间的创建是需要你有主动意向的。正如上周末你给拉乌尔做的意大利菜炖小牛膝，它并不是偶然发生的。"多米尼克是一个美食家，上周六，他为拉乌尔做了那一道经典意大利菜。一开始他想做一点儿两个人都会觉得很棒的事情，有很多想法，最后决定做那道菜。他先去买了最好的意大利牛肉，在他最喜欢的粗粮面包店买了面包，然后到一家专门的商店去买巧克力奶油甜馅煎饼卷，最后，他又去买了最好的红酒蒙特普恰诺。准备那一餐他花费了大半天的时间，但餐后两人享受了性爱的极乐。那天的一切都是为享受乐趣做准备。

"是啊，要做大量的工作。"多米尼克承认，"但我喜欢它，所以感觉并不像苦差事。"

"那为什么你会觉得性爱是件辛苦的事情呢？你似乎不愿意把投入到烹饪中的主动意向带到你的性爱生活中去。"我直截了当地指出问题的"要害"。

"换作在性爱中，那样似乎很做作。"多米尼克说。

像多米尼克和拉乌尔一样，许多人都排斥刻意为性爱进行准备。他们觉得这样做太费力，在完成最初的追求之后，就没有必要再做那些事情了。"引诱我的爱人？我还需要这样做吗？"这种不情愿往往表达了人们的隐秘期望——希望自己本来的样子被人爱着，不需要额外付出努力，因为自己是特别的。我们的内心都有这样隐秘的想法："我不想！为什么要这样呢？不管我怎样你都应该爱我！"性心理咨询师玛格丽特·尼克尔斯（Margaret Nichols）指出，如果你增重差不多25公斤，穿着兔子拖鞋和一件脏兮兮的T恤在家里走，他可能依然爱你，但很难会对你产生身体反应。

"人们只有在约会的时候才会有意识地诱惑爱人吗？"我问多米尼克，"你和她生活在一起，这并不意味着你随时可以得到她。这时，性爱需要更多的关注，而不是更少。如果你希望性爱和以前一样，你就必须关注它。并不是每天都要，但是每过一段时间你都会为拉乌尔做一次大餐，不是吗？"

提前规划会引人期待

期待意味着我们希望一件事情发生，它是欲望的一个重要组成部分，而提前规划性爱有助于期待的产生。

当多米尼克准备炖牛肉时，他可以预料到接下来会发生的事情。他会想象拉乌尔的惊喜和快乐，希望这会使女朋友觉得自己很特别，他还想象着拉乌尔的感激。这些想象构建了期待，人们在期待中想象一件事情的样子，这可以看作是伴侣身体接触之前的另外一种前戏。期待是构建故事情节的一部分，这也是为什么爱情小说和肥皂剧中充满了期待的因素。

我相信思念、等待、渴望是产生欲望的基本要素，而这些要素可以通过期待实现，即使是在长期的感情中。

尼尔和萨拉会周六出去，他们经常有计划地做几件事，吃晚餐、听音乐，然后做爱。过去，萨拉一整晚累积下来的期待和欲望会在回家后给临时照看小孩的保姆付钱的那一刻突然消失。"突然之间，我又回到了母亲的身份，一整晚积累的欲望瞬间就消失了。现在，尼尔会付给保姆钱，我会直接走到卧室去。这样我的欲望就不会一回家就消失。"萨拉和尼尔有三个孩子，萨拉每天都要照顾这些孩子，没有什么空闲。她清楚地告诉尼尔，要让她走出母亲的角色很难，但是回到母亲的角色却很容易。"我原来认为这是兴致的问题，但很快发现不是这样的。等待兴致降临是件希望渺茫的事，现在，我喜欢为性爱作规划。这样在家和孩子玩芭比娃娃、检查孩子作业的时候我会满怀期待。"

萨拉期待的不只是性，还包括性的仪式——两个人花一些时间在一起，相亲相爱，暂时卸下现实的枷锁。他们会先爱抚几个小时，这种安

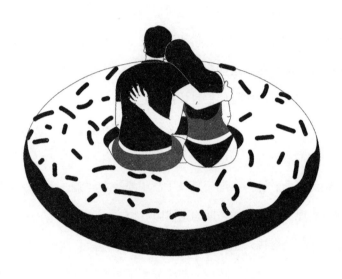

我们都不喜欢缺乏激情的状
态，都向往光芒，希望感觉
到自己的活力。如果有机
会，相爱的伴侣可以通过性
爱的超越来填补缺乏激情的
空虚。

排已经持续 12 年了，成了一个固定的习惯，如果跳过去他们就会感觉遗漏了什么。他们知道，除了晚间 11 点新闻后的 15 分钟前戏时间，一次美妙的性爱需要准备更多。

最后的游戏

当很多夫妻都在抱怨他们的性生活平淡时，我知道他们抱怨的不只是性爱的频率。他们不一定想要更频繁的性爱，但他们一定想要更美好的性爱。出于这个原因，我更喜欢谈论他们的性爱激情，而不是做爱这个行为本身。局限于身体的性行为是过分狭窄的，人们很容易退化到只关注数字。我们都不喜欢缺乏激情的状态，都向往光芒，希望感觉到自己的活力。如果有机会，相爱的伴侣可以通过性爱的超越来填补缺乏激情的空虚。

动物也有性行为，但性爱激情则是人所独有的。它是由想象力转化而来的性爱。事实上，有时甚至无须身体的性爱，只需要性的暗示和想象，人就可以享受到性爱的激情。性爱激情是培养兴奋的感觉，是在有目标地追求乐趣。心理学家奥塔维奥·帕兹把性爱激情比作身体的诗歌，是感官的见证。性爱激情像一首诗，它不是线性的，而是蜿蜒曲折的。我们不是在用眼睛，而是用心灵之眼在读它。性爱激情给我们展示了这个世界里的另一个世界，感官变成想象力的仆人，我们看到了无形的东西，听到了无声的世界。

性爱激情和想象力交织在一起，是另外一种形式的扮演。我把扮演看作是处于现实和虚幻之间的东西，是我们可以尝试、重塑、把握机会的安全空间。在扮演中，我们暂时停止怀疑——我们相信有的事情是真实的，即便我们知道它其实不是的。这时我们不需要太认真。

扮演，从定义上来看，是没有负担、没有自我意识的。著名戏剧理论家约翰·赫伊津哈（Johan Huizinga）认为，扮演的一个基本特点是，它没有其他目的。扮演的无目的性与我们强调高效率和不断问责的文化难以调和。我们越来越多地把扮演和效益联系起来。我们玩壁球是因为可以调节心血管功能；我们带孩子出去吃饭是为了让孩子们尝试不同的东西；我们去度假是为了充电。然而，如果我们被自我意识所困扰、痴迷于成果，或害怕别人的批评，那我们享受到的乐趣必然会受到影响。

当我们是孩子的时候，我们会自然地去做游戏。但是随着我们年龄的增长，我们游戏的能力在下降。性爱往往是我们可以允许自己自由发挥的最后舞台，它是我们连接童年的桥梁。虽然我们心中的规则一直在告诫我们要认真，但身体仍然保有它自己的自由，不受理智支配的自由。在做爱中，我们可以找回像孩子一样的不受拘束的状态，那时我们的身体还没有因为别人的目光而萌发出自我意识。

用一生去探索

几乎每隔一段时间，我都会遇到这样的伴侣，他们保留了嬉闹和扮演的感觉，不管是在卧室里还是在卧室之外。他们的身体和感官充满活力，对彼此的欲望没有消退。即使处于我们注重即时满足的文化中，他们依然能把诱惑看作目的本身。

约翰和女友在一起 10 年之后，彼此在对方眼里依然充满吸引力，哪怕他俩结婚之后，也经常会像热恋的情侣一样外出约会，而且往往把约会地点定在最受年轻情侣欢迎的郊区汽车旅馆；达内尔和他的情人去参加聚会的时候会假装不认识对方；埃里克会和妻子在晚上回家的时候，在公寓大楼的楼道里做爱，然后才回家照看孩子，那是一种鬼鬼祟祟的乐趣。

"我们不愿隐瞒彼此，更愿意享受只有我们两人知道的秘密。"杰西卡的丈夫会在路上寂寞地开很长时间的车，于是杰西卡会用民用电台和丈夫调情；每天早晨，利奥都会告诉他的妻子，能和她结婚他是多么的幸运，这样说了 50 年后，他的这些话依然是发自肺腑的。

对于一些夫妇来说，扮演和嬉闹是性爱激情的核心，注意，性爱激情不仅仅是做爱这种行为。他们的做爱可能是突然的，也可能是仪式性的，是充满感情的或者只追求肉欲的，温柔的或者有侵略性的，温暖的或者冷酷的，但关键的一点是，性爱是令人愉快的，是诱人的，而不是责任。他们尊重性爱激情，但是也享受对道德的不敬。他们喜欢性，特别喜欢与伴侣的性爱，他们会花时间培养性爱激情的空间。

几乎所有的"老夫老妻"都曾经历过欲望沉寂的时期——他们彼此疏远，或者就是简单地沉浸在自己的事业、自己的生活中——但他们并没有惊慌，不会恐惧，他们认为是什么从根本上出错了。他们知道，性爱激情有起起落落，在某段时期性爱会消退。但是如果给予足够的关注和投入，他们可以重拾高潮的快感。

对结婚之后的人来说，爱情是一艘船，同时包含着安全和冒险，而感情承诺提供了生命最伟大的奢侈品之一：时间。婚姻不是恋情的结束，而是开始；他们知道未来会有几年时间来加深感情，经历尝试、倒退，甚至失败；他们把感情视作变化、持续的事情，而不是一个既成事

实。这是两人共同书写的一个故事，这个故事有很多章节，没有人知道
结局会是怎样的。永远有尚未探索的地方，爱人身上永远有未被发现的
东西。

现代的感情关系是充满矛盾与渴望的大熔炉，其中有安全感和兴
奋、归属感和超越性、舒服的爱情和热烈的激情。我们希望能得到这一
切，而且我们只想通过和一个人在一起就获得这一切。协调家庭和性爱
激情，我们要达到一个微妙的平衡，但是我们只能间歇性地实现这种平
衡。它需要你了解你的爱人，同时不断探索爱人的神秘之处；创造安全
感，同时抱着开放的心态去面对未知；培养亲密感情，同时尊重隐私，
两人共同生活又相互独立。欲望拒绝被束缚，所以亲密关系不能完全剥
夺伴侣的自由。

与此同时，获得性爱激情需要伴侣双方的积极投入和有意识的努
力。这样做的时候，我们不再把婚姻看作是严肃的，而是看作可以嬉闹
和享受的，我们不再认为激情只是青少年和不成熟的人才会有。我们必
须卸下享乐的负担，消除对性爱的普遍不适，尤其是在家庭中的不适。
抱怨性无聊太容易了，也很常见，而在家庭中培育性爱激情则是一项富
有挑战性的任务。

参考文献

专著

《性欲亢进》Alberoni, Francesco. 1987. L'érotisme. Paris: Éditions

《坠入爱河》Ramsay. Alberoni, Francesco. 1983. Falling in Love. New York: Random House.

《女人：一种亲密地貌》Angier, Natalie. 1999. Woman: An Intimate Geography. Boston, Mass.: Houghton Mifflin.

《觉醒：性幻想里的隐秘逻辑》Bader, Michael J. 2002. Arousal: The Secret Logic of Sexual Fantasies. New York: St. Martin's.

《XY: 男性身份》Badinter, Elisabeth. 1992. XY: De l'identité masculine. Paris: Éditions Odile Jacob.

《性生活：一幅美国的性自画像》Baker, Mark. 1994. Sex Lives: A Sexual Self-Portrait of America. New York: Simon and Schuster.

《情爱演讲片段》Barthes, Roland. 1977. Fragments d'un discours amoureux. Paris: Éditions du Seuil.

《爱欲：死亡和感官享受》Bataille, Georges. 1962. Eroticism: Death and Sensuality. New York: Walker. (Originally published 1957. Paris: Éditions de Minuit.)

《引诱》Baudrillard, Jean. 1990. Seduction. New York: St. Martin's. (Originally published 1979. Paris: Éditions Galilée.)

《每日一禅：爱与工作》Beck, Charlotte Joko. 1989. Everyday Zen: Love and Work. New York: HarperCollins.

《爱的纽带：精神分析、女权主义及操控的困境》Benjamin, Jessica. 1988. The Bonds of Love: Psychoanalysis, Feminism, and the Problem of Domination. New York: Pantheon.

《美国伴侣：金钱、工作、性》Blumstein, Philip, and Pepper Schwartz, eds. 1983. American Couples: Money, Work, Sex. New York: Morrow.

《拥抱逝水年华》Botton, Alain de. 1998. How Proust Can Change Your Life. New York: Vintage.

《色欲的以色列：阅读犹太文化中的性》Boyarin, Daniel. 1993. Carnal Israel: Reading Sex in Talmudic Culture. Berkeley: University of California Press.

《中心折叠综合征：男性如何停止物化并与女性建立亲密关系》Brooks, Gary. 1995. The Centerfold Syndrome: How Men Can Overcome Objectification and Achieve Intimacy with Women. San Francisco, Calif.: Jossey-Bass.

《新爱情障碍》Bruckner, Pascal, and Alain Finkielkraut. 1977. Le Nouveau Désordre amoureux. Paris: Éditions du Seuil.

《性爱的文化建构》Caplan, Pat, ed. 1987. The Cultural Construction of Sexuality. London: Tavistock.

《发声的女性：早期现代写作中的性别与性行为》Chedzogy, Kate, Melanie Hansen, and Suzanne Trill, eds. 1997. Voicing Women: Gender and Sexuality in Early Modern Writing. Pittsburgh, Pa.: Duquesne University Press.

《母性的再生产：精神分析与性别社会学》Chodorow, Nancy. 1978. The Reproduction of Mothering: Psychoanalysis and the Sociology of Gender. Berkeley: University of California Press.

《性饥渴的婚姻：一对夫妻增强婚内性欲的指南》Davis, Michele Weiner. 2003. The Sex-Starved Marriage: A Couple's Guide to Boosting Their Marriage Libido. New York: Simon and Schuster.

《第二性》de Beauvoir, Simone. 1952. The Second Sex. New York: Knopf.

《母爱的渴望：关于儿童、爱与内心生活》De Marneffe, Daphne. 2004. Maternal Desire: On Children, Love, and the Inner Life. Boston, Mass.: Little, Brown.

《向欲望敞开：拥抱生活的欲望》Epstein, Mark. 2005. Open to Desire: Embracing a Lust for Life. New York: Gotham.

《表面文章：女性的爱情、性爱与友谊的真相黑暗面》Fillion, Kate. 1996. Lip Service: The Truth about Women's Darker Side in Love, Sex, and Friendship. New York: HarperCollins.

《我们相爱的原因：浪漫爱情的本质和化学反应》Fisher, Helen. 2004. Why We Love: The Nature and Chemistry of Romantic Love. New York: Holt.

《丁字裤与同情心：脱衣舞俱乐部的规则和男性欲望》Frank, Katherine. 2002. G-Strings and Sympathy: Strip Club Regulars and Male Desire. Durham, N.C.: Duke University Press.

《情色冲动：尊重感性的自我》Friday, Nancy. 1992. The Erotic Impulse: Honoring the Sensual Self. David Steinberg, ed. New York: Tacher.

《上层女性：现实生活如何改变女性的性幻想》Friday, Nancy. 1991. Women on Top: How Real Life Has Changed Women's Sexual Fantasies. New York: Simon and Schuster.

《爱的艺术》Fromm, Erich. 1956. The Art of Loving. New York: Harper and Row.

《亲密的转变：现代社会的性、爱与色情主义》Giddens, Anthony. 1992. The Transformation of Intimacy: Sexuality, Love, and Eroticism in Modern Societies. Stanford, Calif.: Stanford University Press.

《从巴黎到月球》Gopnick, Adam. 2001. Paris to the Moon. New York: Random House.

《迷恋、佛罗伦萨的束缚，以及进入性幻想的其他探索》Gilbert, Harriett. 1993. Fetishes, Florentine Girdles, and Other Explorations into the Sexual Imagination. New York: Harper Perennial.

《婚姻成败的理由以及如何让你的婚姻成功》Gottman, John. 1994. Why

Marriages Succeed or Fail. and How You Can Make Yours Last. New York: Simon and Schuster.

《暴政的乐趣》Guillebaud, Jean-Claude. 1998. La Tyrannie du plaisir. Paris: Éditions du Seuil.

《房间里的婊子: 26 名女性讲述性、孤独、工作、生育和婚姻的真相》Hanauer, Cathi, ed. 2003. The Bitch in the House: 26 Women Tell the Truth about Sex, Solitude, Work, Motherhood, and Marriage. New York: HarperPerennial, Reprint Edition.

《领导力不简单》Heifetz, Ronald A. 1994. Leadership without Easy Answers. New York: Belknap.

《美国妻子的性爱沉默》Heyn, Dalma. 1992. The Erotic Silence of the American Wife. New York: Plume.

《浪漫乌托邦的构想: 爱与资本主义的文化矛盾》Illouz, Eva. 1997. Consuming the Romantic Utopia: Love and the Cultural Contradictions of Capitalism. Berkeley: University of California Press.

《两性管理: 辨别、处理那些无法解决的问题》Johnson, Barry. 1992. Polarity Management: Identifying and Managing Unsolvable Problems. Middleville, Mich.: Polarity Management Associates (PMA).

《沙发上的混蛋: 二十七个男人努力解释他们对爱情、失落、父亲和自由的感受》Jones, Daniel. 2004. The Bastard on the Couch: Twenty-Seven Men Try Really Hard to Explain Their Feelings about Love, Loss, Fatherhood, and Freedom. New York: Morrow.

《反对爱情: 一场论战》Kipnis, Laura. 2003. Against Love: A Polemic. New York: Pantheon.

《性治疗的新方向: 一些创新和替代方案》Kleinplatz, Peggy, ed. 2001. New Directions in Sex Therapy: Innovations and Alternatives. New York: Brunner-Routledge.

《热力夫妻: 更亲密、更有激情的性爱的必要步骤》Love, Patricia, and Jo Robinson. 1995. Hot Monogamy: Essential Steps to More Passionate, Intimate

Lovemaking. New York: Plume.

《心理健康专家性行为临床手册》Levine, Stephen, ed. 2003. Handbook of Clinical Sexuality for Mental Health Professionals. New York: Brunner-Routledge.

《性治疗之旅：性虐待幸存者指南》Maltz, Wendy. 1992. The Sexual Healing Journey: A Guide for Survivors of Sexual Abuse. New York: HarperPerennial.

《性欲的多副面孔：人类性行为的精神分析研究》McDougall, Joyce. 1995. The Many Faces of Eros: A Psychoanalytic Exploration of Human Sexuality. London: Free Association.

《亲密恐怖主义：幻灭时代的爱情危机》Miller, Michael Vincent. 1995. Intimate Terrorism: The Crisis of Love in an Age of Disillusion. New York: Norton.

《爱能否走到最后？浪漫的命运》Mitchell, Stephen A. 2002. Can Love Last? The Fate of Romance over Time. New York: Norton.

《情爱的头脑》Morin, Jack. 1995. The Erotic Mind. New York: HarperCollins.

《如何做到余生只和一人做爱，并乐在其中》O'Connor, Dagmar. 1986. How to Make Love to the Same Person for the Rest of Your Life and Still Love It. London: Virgin.

《关于爱的研究》Ortega y Gasset, José. 1992. Études sur l'amour. Paris: Éditions Payot et Rivages.

《欲望的力量》Pasini, Willy. 1997. La Force du désir. Milan: Arnoldo Mondadori.

《双重火焰：爱与情欲》Paz, Octavio. 1995. The Double Flame: Love and Eroticism. San Diego, Calif.: Harvest.

《梦见命中注定的邂逅与爱情：浪漫激情的力量》Person, Ethel Spector. 1999. Dreams of Love and Fateful Encounters: The Power of Romantic Passion. New York: Penguin.

《感到强大：真实力量的成就》Person, Ethel Spector. 2002. Feeling Strong: The Achievement of Authentic Power. New York: Morrow.

《性的世纪》Person, Ethel Spector. 1999. Sexual Century. New Haven, Conn.: Yale University Press.

《一夫一妻制》Phillips, Adam. 1996. Monogamy. New York: Vintage.

《性事安排：婚姻与不忠的诱惑》Reibstein, Janet, and Martin Richards. 1993. Sexual Arrangements: Marriage and the Temptation of Infidelity. New York: Scribner.

《亲密陌生人：当男人女人在一起》Rubin, Lillian. 1990. Intimate Strangers: Men and Women Together. New York: Harper Perennial.

《小王子》Saint-Exupéry, Antoine de. 1943. The Little Prince, trans. by Richard How- ard. New York: Harcourt.

《在一起从不孤单：如何在一起生活还仍保持不同的自我》Salomé, Jacques. 2002. Jamais seuls ensemble: Comment vivre à deux en restant différents. Québec: Éditions de l'Homme.

《幸福的不忠》Salomon, Paule. 2003. Bienheureuse infidélité. Paris: Éditions Albin Michel.

《这对夫妇的圣洁愚蠢》Salomon, Paule. 1994. La Sainte Folie du couple. Paris: Éditions Albin Michel.

《构建性爱考验：性与婚姻治疗的整合》Schnarch, David. 1991. Constructing the Sexual Crucible: An Integration of Sexual and Marital Therapy. New York: Norton.

《激情的婚姻》Schnarch, David. 1997. Passionate Marriage. New York: Holt.

《性感母亲：在抚养儿女的同时依然保持性生活的激情》Semans, Anne, and Cathy Winks. 2004. Sexy Mamas: Keeping Your Sex Life Alive While Raising Kids. Maui: Inner Ocean.

《摘掉安全套》Shernoff, Michael. 2006. Without Condoms. New York: Routledge.

《屋顶上的小提琴手：源自肖洛姆·阿莱赫姆小说集》Stein, Joseph. 2004. Fiddler on the Roof: Based on the Sholom Aleichem Stories. New York: Limelight Editions. (Reprint of original script, 1965. New York: Pocket Books.)

《情欲的本质：庆祝生命、爱和我们的奇妙身体》Steinberg, David, ed. 1991. Erotic by Nature: A Celebration of Life, of Love, and of Our Wonderful Bodies. Santa Cruz, Calif.: Red Adler/ Down There.

《性爱的冲动：尊重感性的自我》Steinberg, David, ed. 1992. Erotic Impulse: Honoring the Sensual Self. New York: Tarcher.

《洞察情欲想象》Stoller, Robert J. 1985. Observing the Erotic Imagination. New Haven, Conn.: Yale University Press.

《性兴奋：性生活的动力学》Stoller, Robert J. 1979. Sexual Excitement: Dynamics of Erotic Life. New York: Pantheon.

《性不是自发的行为，及其它随笔》Tiefer, Leonore. 1995. Sex Is Not a Natural Act and Other Essays. Boulder, Col.: Westview.

论文

《浪漫正在从我们的婚姻中消失》Amatenstein, Sherry. 2005. "The Romance Is Disappearing from Our Marriage." Redbook, October, pp. 100–04.

《完美性行为产业与男性性欲医学化》Bass, Barry A. 2001. "The Sexual Performance Perfection Industry and the Medicalization of Male Sexuality." Family Journal: Counseling and Therapy for Couples and Families, 9, pp. 337–40.

《行为治疗与男性性欲的医学化》Bass, Barry. 2002. "Behavior Therapy and the Medicalization of Male Sexuality." Behavior Therapist, 26, pp. 167–68.

《性别和情欲的可塑性：社会文化对性欲的影响》Baumeister, Roy F. 2004. "Gender and Erotic Plasticity: Sociocultural Influences on the Sex Drive." Sexual and Relationship Therapy, 19, pp. 133–39.

《让你拥有美好性生活的十二条法则》Bender, Michele. 2005. "Twelve Resolutions for an Incredible Sex Life." Redbook, October, pp. 104–08.

《欧洲人如何处理青春期性行为和责任：行动呼吁与指南》Linda Berne and Barbara Huberman. "European Approaches to Adolescent Sexual Behavior and Responsibility: Executive Summary and Call to Action." Washington, D.C.: Advocates for Youth, 1999.

《预测女性的性满意程度：对辅导员教育培训的启示》Bridges, Sara K., Suzanne H. Lease, and Carol R. Ellison. 2004. "Predicting Sexual Satisfaction in Women: Implications for Counselor Education and Training." Journal of Counseling and Development, 82, pp. 158–66.

《美国婚姻的去机构化》Cherlin, Andrew J. 2004. "The Deinstitutionalization of American Marriage." Journal of Marriage and Family, 66, pp. 848–61.

《女性对男性刻板性行为的接受：与唤醒冰冷伴侣策略的相关性》Clements-Schreiber, Michele E., and John K. Rempel. 1995. "Women's Acceptance of Stereotypes about Male Sexuality: Correlations with Strategies to Influence Reluctant Partners." Canadian Journal of Human Sexuality, 4, pp. 223–34.

《选择母亲身份：女同性恋者对边界的模糊，以及对父母和亲属关系的意义转变》Dunne, Gillian A. 2000. "Opting into Motherhood: Lesbians Blurring the Boundaries and Transforming the Meaning of Parenthood and Kin- ship." Gender and Society, 14, pp. 11–35.

《性幻想中的性别差异：一种渐进的心理学方法》Ellis, Bruce J., and Donald Symons. 1990. "Sex Differences in Sexual Fantasy: An Evolutionary Psychological Approach." Journal of Sex Research, 27, pp. 527–55.

《定义欲望、浪漫吸引和依恋的大脑系统》Fisher, Helen E., Arthur Aron, Debra Mashek, etal. 2002. "Defining the Brain Systems of Lust, Romantic Attractions, and Attachment." Archives of Sexual Behavior, 31, pp. 413–19.

《农奴制如何拯救女性运动：从保姆战争中解脱出来》Flanagan, Caitlin. 2004. "How Serfdom Saved the Women's Movement: Dispatches from the Nanny Wars." Atlantic Monthly, March, pp. 109–28.

《妻子的责任》Flanagan, Caitlin. 2003. "The Wifely Duty." Atlantic Monthly, January-February, pp. 171–81.

《关于情欲与道德》Gafni, Mordechai. 2003. "On the Erotic and the Ethical." Tikkun Maga- zine, April–May.

《婚姻或情感干预的最佳时机：关于为人父母的文献综述，附带治疗建议》Glade, Aaron C., Roy A. Bean, and Rohini Vira. 2005. "A Prime Time for Marital/ Relational Intervention: A Review of the Transition to Parenthood Literature with Treatment Recommendations." American Journal of Family Therapy, 33, pp. 319–36.

《一则评论:依恋与爱欲 —— 对立或协同？》Goldner, Virginia. 2004. "Review Essay: Attachment and Eros—Opposed or Synergistic?" Psa Dialogues, 14(3), pp. 381–96.

《男性性幻想的生理反应的情感与心理维度》Heiman, Julia R., and John P. Hatch. 1980. "Affective and Psychological Dimensions of Male Sexual Response to Erotica and Fantasy." Basic and Applied Social Psychology, 1, pp. 315–27.

《当代婚姻的分工：期望、感知和行为》Hiller, Dana V., and William W. Philliber. 1986. "The Division of Labor in Contemporary Marriage: Expectations, Perceptions, and Performance." Social Problems, 33, pp. 191–201.

《布鲁克•希尔兹谈论力量、真理和爱情》Hoggard, Liz. 2005. "Brooke Shields Talks about Strength, Truth and Love." Redbook, pp. 117–21.

《亲密关系、协商下的一夫多妻，以及夫妻的局限》Jamieson, Lynn. 2004. "Intimacy, Negotiated Nonmonogamy, and the Limits of the Couple." In The State of Affairs: Explorations in Infidelity and Com- mitment, eds. Jean Duncombe, Kaeren Harrison, Graham Allan, and Den- nis Marsden. Mahwah, N.J.: Lawrence Erlbaum Associates, pp. 35–57.

《爱：什么让它走到最后》Jarvis, Louise. 2005. "Love: What Makes It Last." Redbook, September, 205, pp. 160–65.

《局内人对婚姻性别的看法：一种二元分析》Julien, Danielle; Camil Bouchard, Martin Gagnon, and Andrée Pomerleau. 1992. "Insiders' View of Marital Sex: A Dyadic Analysis." Journal of Sex Research, 29, pp. 343–60.

《浪漫爱情对婚姻的重要性》Jung, Willi. 1997. "The Significance of Romantic Love for Marriage." Fam- ily Process, 36, pp. 171–82.

《遇见欲望》Kleinplatz, Peggy J. 1996. "The Erotic Encounter." Journal of Humanistic Psychology, 36, pp. 105–23.

《情爱体验和性冲动》Kleinplatz, Peggy J. 1992. "The Erotic Experience and the Intent to Arouse."Canadian Journal of Human Sexuality, 1, pp. 133–39.

《从外部看：寻找女性的性体验》Kleinplatz, Peggy J. 2001. "On the Outside Looking In: In Search of Women's Sexual Experience." Women and Therapy, 24, pp. 123–32.

《性治疗有哪些新内容？从停滞到破碎》Kleinplatz, Peggy J. 2003. "What's New in Sex Therapy? From Stagnation to Fragmentation." Sexual and Relationship

Therapy, 18, pp. 95–106.

《PMDD 属于 DSM 吗？挑战女性身体的医学化》Kleinplatz, Peggy J., and Alia Offman. 2004. "Does PMDD Belong in the DSM? Challenging the Medicalization of Women's Bodies.Canadian Journal of Human Sexuality, 13, pp. 17–27.

《重新思考欲望的性别差异：一项更新》Leiblum, Sandra Risa. 2002. "Reconsidering Gender Differences in Sexual Desire: An Update." Sexual and Relationship Therapy, 17, pp. 57–68.

《席卷美国的"渴性婚姻"》Leiblum, Sandra Risa. 2003. "Sex Starved Marriages Sweeping the U.S."Sexual and Relationship Therapy, 18, pp. 427–28.

《性与中年女性》Leiblum, Sandra Risa. 1990. "Sexuality and the Midlife Woman." Psychol-ogy of Women Quarterly, 14, pp. 495–508.

《女人、性和互联网》Leiblum, Sandra Risa. 2001. "Women, Sex, and the Internet." Sexual and Relationship Therapy, 16, pp. 389–405.

《三十岁一无所有：单身成熟女性对孩子和家庭的渴望，咨询师们有多了解？》Linn, Ruth. 1995. "Thirty Nothing: What Do Counselors Know about Mature Single Women Who Wish for a Child and a Family?" Interna- tional Journal for the Advancement of Counselling, 18, pp. 69–84.

《随着时间推移，婚内性爱的质量会下降吗？》Liu, Chen. 2003. "Does Quality of Marital Sex Decline with Duration?"Archives of Sexual Behavior, 32, pp. 55–60.

《解决性亲密的悖论：治疗性障碍的发展模式》Lobitz, W. Charles, and Gretchen K. Lobitz. 1996. "Resolving the Sexual Intimacy Paradox: A Developmental Model for the Treatment of Sexual Desire Disorders." Journal of Sex and Marital Therapy, 22, pp. 71–84.

《书评：浪漫的科学——性爱头脑的秘密》Lykins, Amy D., and Marta Meana. 2004. "Book Reviews: The Science of Romance: Secrets of the Sexual Brain." Archives of Sexual Behavior, 33, pp. 515–22.

《色情媒体、性别差异和进化理论》Malamuth, Neil M. 1996. "Sexually

Explicit Media, Gender Differences, and Evolutionary Theory." Journal of Communication, 46, pp. 8–31.

《五十岁后男性的性行为》McCarthy, Barry. 2001. "Male Sexuality after Fifty." Journal of Family Psychotherapy, 12, pp. 29–37.

《婚内性行为应当如此》McCarthy, Barry. 2003. "Marital Sex as It Ought to Be." Journal of Family Psychotherapy, 14, pp. 1–12.

《婚姻风格及其对性欲和性功能的影响》McCarthy, Barry. 1999. "Marital Style and Its Effects on Sexual Desire and Functioning." Journal of Family Psychotherapy, 10, pp. 1–12.

《最后的禁忌》Merkin, Daphne. 2000. "The Last Taboo." New York Times, December 3.

《家庭生活的不同阶段中爱情态度的差异》Montgomery, Marilyn J., and Gwendolyn T. Sorell. 1997. "Differences in Love Attitudes across Family Life Stages." Family Relations, 46, pp. 55–61.

《女权主义者从性活跃的女同性恋那里能学到什么》Nichols, Margaret. 1987. "What Feminists Can Learn from the Lesbian Sex Radicals." Conditions: Fourteen, ed. Conditions Collective. New York, pp. 152–63, 159.

《驯化紧张：对〈女性性问题的新观点〉的反思》Ogden, Gina. 2001. "The Taming of the Screw: Reflections on 'A New View of Women's Sexual Problems.'" Women and Therapy, 24, pp. 17–21.

《女性与性狂喜：治疗师如何提供帮助？》Ogden, Gina. 1988. "Women and Sexual Ecstasy: How Can Therapists Help?" Women and Therapy, 7, pp. 43–56.

《夫妻和第一个婴儿：回应新父母的性事和情感问题》Pacey, Susan. 2004. "Couples and the First Baby: Responding to New Parents' Sexual and Relationship Problems." Sexual and Relationship Therapy, 19, pp. 223–46.

《弥合夫妻工作中的性别问题：将"火星和金星"带回地球》Parker, Lynn. 1999. "Bridging Gender Issues in Couples Work: Bringing 'Mars and Venus' Back to Earth." Journal of Family Psychotherapy, 10, pp. 1–15.

《男性性行为与权力》Person, Ethel Spector. 1986. "Male Sexuality and

Power."Psychoanalytic Inquiry, 6. pp. 3–25.

《个人权力与文化无意识：对性和性别的精神分析理论的启示》Person,
Ethel Spector. 2004. "Personal Power and the Cultural Unconscious: Implications for
Psychoanalytic Theories of Sex and Gender." Journal of the American Academy of
Psychoanalysis and Dynamic Psychiatry, 32, pp. 59–75.

《性别认同的精神分析理论》Person, Ethel Spector. 1993. "Psychoanalytic
Theory of Gender Identity."Psyche, 47, pp. 505–29.

《作为身份主体的性行为：精神分析观点》Person, Ethel Spector. 1980.
"Sexuality as the Mainstay of Identity: Psychoanalytic Perspectives." Signs, 5, pp.
605–30.

《重建男性气概与性行为》Philaretou, Andreas G., and Katherine R. Allen.
2001. "Reconstructing Masculinity and Sexuality." Journal of Men's Studies, 9, pp.
301–21.

《权力、性别和亲密关系》Rampage, Cheryl. 1994. "Power, Gender, and
Marital Intimacy." Journal of Family Therapy, 16, pp. 125–37.

《重新思考婚内爱情：定义和强化成功伴侣关系的关键因素》Reibstein,
Janet. 1997. "Rethinking Marital Love: Defining and Strengthening Key Factors in
Successful Partnerships." Sexual and Marital Ther- apy, 12(3), pp. 237–47.

《超越背叛的创伤：重新思考夫妻治疗中的婚外情》Scheinkman, Michele.
2005. "Beyond the Trauma of Betrayal: Reconsidering Affairs in Couples Therapy."
Family Process, 44, pp. 227–44.

《促使从婚外情中恢复的一项综合措施》Snyder, Douglas K., Donald H.
Baucom, and Kristina Coop Gordon. 2004. "An Integrative Intervention for Promoting
Recovery from Extramarital Affairs." Journal of Marital and Family Therapy, 30, pp.
213–31.

《治疗外遇夫妻》Snyder, Douglas K., Donald H. Baucom, and Kristina Coop
Gordon. 2004. "Treating Affair Couples." Clinical Psychology: Science and Practice,
11, pp. 155–59.

《亲密与文化：以解决方案为中心的视角 —— 一个采访》Sperry, Len,

Insoo Kim Berg, and Jon Carlson. 1999. "Intimacy and Culture: A Solution-Focused Perspective: An Interview." In Intimate Couple. Philadelphia, Pa.: Brunner/Mazel, pp. 41–54.

《性行为相关：对性欲低下的理解》Talmadge, Linda. 1986. "Relational Sexuality: An Understanding of Low Sexual Desire." Journal of Sex and Marital Therapy, 12, pp. 3–21.

《放弃男子气概的严格定义：男性性行为、残疾和慢性疾病》Tepper, Mitchell S. 1999. "Letting Go of Restrictive Notions of Manhood: Male Sexuality, Disability, and Chronic Illness." Sexuality and Disabil- ity, 17, pp. 37–52.

《迈向女权主义性治疗》Tiefer, Leonore. 1996. "Towards a Feminist Sex Therapy." Women and Therapy, 19, pp. 53–64.

《抵达女性性问题的新视角：背景、理论和行动主义》Tiefer, Leonore. 2001. "Arriving at a New View of Women's Sexual Problems: Background, Theory, and Activism." Women and Therapy, 24, pp. 63–98.

《全球正在新起的关于性权利的讨论》Tiefer, Leonore. 2002. "The Emerging Global Discourses of Sexual Rights." Journal of Sex and Marital Therapy, 28, pp. 439–44.

《对女性性问题医疗化的攻击》Tiefer, Leonore. 2004. "Offensive against the Medicalization of Female Sexual Problems." Familiendynamik, 29, pp. 121–38.

《性学与制药业：共同选择的威胁》Tiefer, Leonore. 2000. "Sexology and the Pharmaceutical Industry: The Threat of Co-Optation." Journal of Sex Research, 37, pp. 273–83.

《转向生物学：女性"伟哥"的推动与女性性问题的医学化》Tiefer, Leonore, and Heather Hartley. 2003. "Taking a Biological Turn: The Push for a 'Female Viagra' and the Medicalization of Women's Sexual Problems." Women's Studies Quarterly, 31, 42–54.

《性关系中的情感满足和身体愉悦：时间范围、性行为和性排斥》Waite, Linda J., and Kara Joyner. 2001. "Emotional Satisfaction and Physical Pleasure in Sexual Unions: Time Horizon, Sexual Behavior, and Sexual Exclusivity." Journal of

Marriage and Family, 63, pp. 247–64.

《婚外恋：一种渴望与失落的语言》Weil, Susanna M. 2003. "The Extramarital Affair: A Language for Yearning and Loss." Clinical Social Work Journal, 31. (1), 51–61.

《让你的婚姻选择自己》Welty, Ellen. 2004. "Give Your Marriage a Big Pick-Me-Up." Redbook, August, p. 138.

《黑人文化与性》Wilson, Pamela M. 1986. "Black Culture and Sexuality." Journal of Social Work and Human Sexuality, 4, pp. 29–46.

《亲密话语：加入社会建构主义与女权主义的观点》Weingarten, Kathy. 1991. "The Discourses of Intimacy: Adding a Social Constructivist and Feminist View." Family Process, 30, 285–305

《寻求亲密关系》Wynne, Lyman C., A. R. Wynne. "The Quest for Intimacy." Journal of Marital and Family Therapy, 12, pp. 383–94.

《亲密互动的障碍与桥梁：对畅销书中性事建议的批判》Zimmerman, Toni Schindler, Kristen E. Holm, Katherine C. Daniels, and Shelley A. Haddock. 2002. "Barriers and Bridges to Intimacy and Mutuality: A Critical Review of Sexual Advice Found in Self-Help Best- sellers." Contemporary Family Therapy, 24, pp. 28

图书在版编目（CIP）数据

亲密陷阱：爱、欲望与平衡艺术 /（比）埃丝特·
佩瑞尔（Esther Perel）著；若水译 . — 上海：上海
社会科学院出版社，2019

书名原文：Mating in Captivity: Unlocking Erotic Intelligence

ISBN 978-7-5520-2879-9

Ⅰ . ①亲… Ⅱ . ①埃… ②若… Ⅲ . ①性知识—研究 Ⅳ . ① R167

中国版本图书馆 CIP 数据核字（2019）第 154344 号

上海市版权局著作合同登记号：图字号 09-2019-609

亲密陷阱：爱、欲望与平衡艺术

著　　者：（比）埃丝特·佩瑞尔（Esther Perel）
译　　者： 若　水
责任编辑： 杜颖颖
特约编辑： 刘　玲
封面设计： 主语设计
出版发行： 上海社会科学院出版社
　　　　　　上海顺昌路 622 号　邮编 200025
　　　　　　电话总机 021-63315947　销售热线 021-53063735
　　　　　　http://www.sassp.org.cn　E-mail: sassp@sassp.cn
印　　刷： 河北鹏润印刷有限公司
开　　本： 710×1000 毫米　1/16
印　　张： 18.75
字　　数： 170 千字
版　　次： 2019 年 10 月第 1 版　2021 年 5 月第 4 次印刷

ISBN 978-7-5520-2879-9/R · 057　　　　　　　　　定价：46.80 元